我慢しない！太らない！
VS式 外食選択術

管理栄養士 Shie

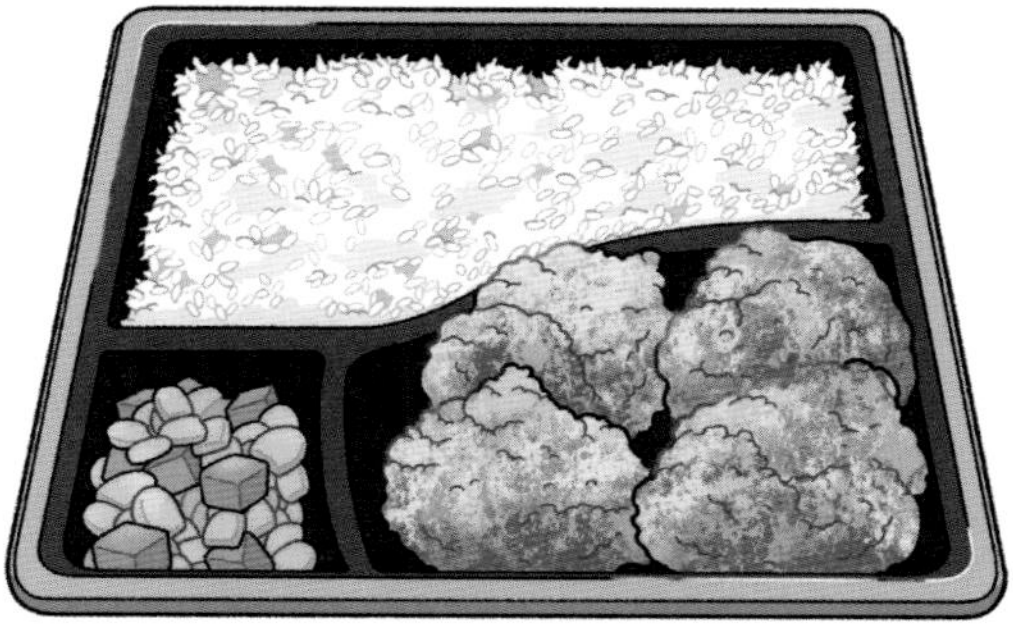

青月社

はじめに

食事はただその日1回気をつければ良いわけではなく、毎日・毎回の蓄積が健康状態の基盤を作ります。ですから、食事管理は無理なく続けられること、毎日続けやすいことが重要です。現在、外食や持ち帰り惣菜の利用が増えて日常から切り離せない中、自炊を推奨するだけでは改善策としては足りません。外食や中食の商品の中から「何を選ぶか」そして「どう食べるか」についても理解し実践できることが大切です。

外食やコンビニ・スーパーなどの商品は味が濃い・健康に悪いなどのイメージを強く持たれてきました。しかし、すべてがそうではなく、上手に選べば十分健康的な食生活に活用できます。私の仕事のひとつに商品開発サポートがありますが、各社は健康志向の商品開発についてかなり積極的です。消費者の方々の健康に寄与するべく、切磋琢磨されている姿を見てきましたし、その結果、昔よりも選択肢は多くなっていると思います。

エネルギーや糖質を制限するだけだとストレスを感じ長く続けるのも大変ですが、実は食べ方を工夫することも大きなポイントです。本書を読み、知識を取り入れることが、食事管理を無理なく続けていただく手助けになれば幸いです。

本書のメインである〇〇 VS 〇〇のメニュー比較形式は、その配合や食シーン、個々人が異なるため、必ずしも答えはひとつではないことがほとんどです。そのため、答えだけを見て理解することは避け、問いかけの解説を読み進めることでその考え方を学び、応用できるようになってもらえたらと願っています。

我慢しない！ 太らない！ VS式 外食選択の方法◉もくじ

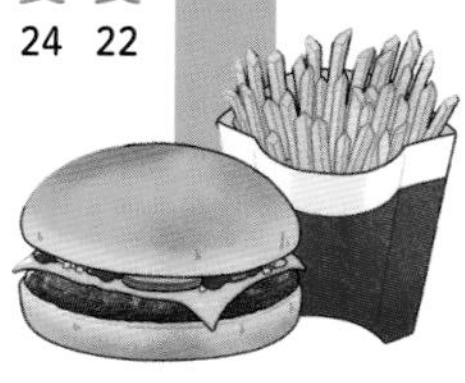

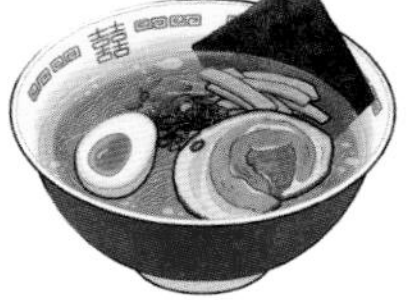

外食編②

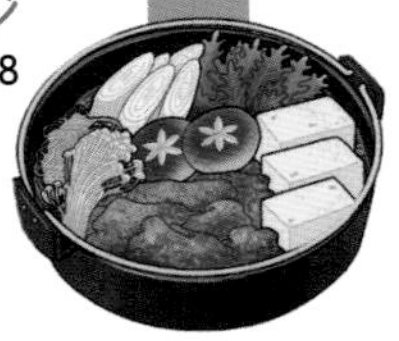

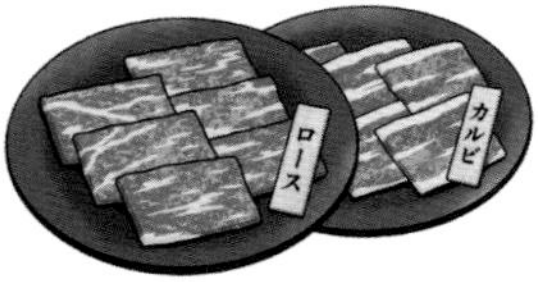

飲み会編

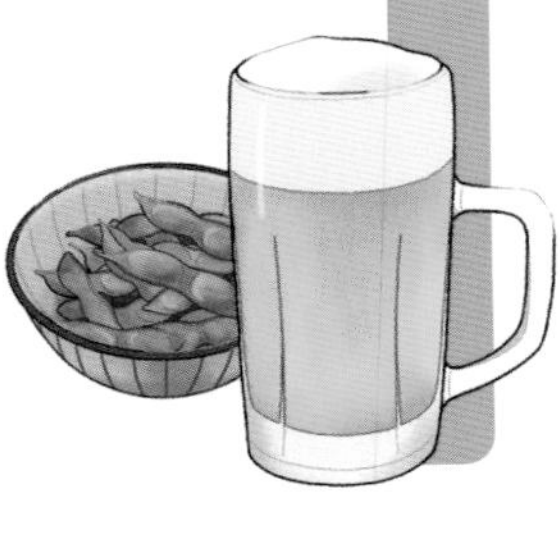

間食編

コンビニ編

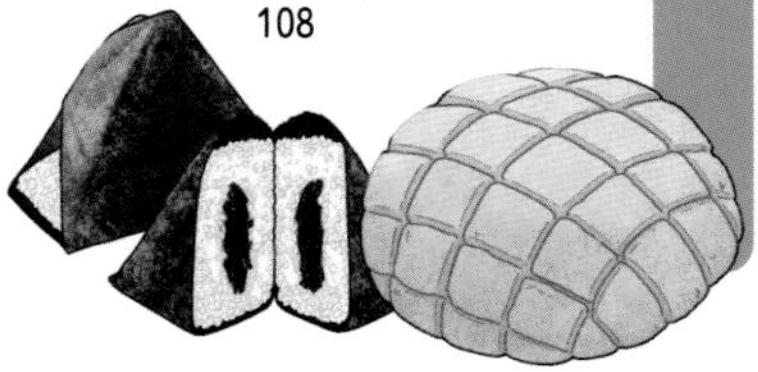

血糖値ってなに？

インスリンや糖尿病との関係

▼血糖値＝血液中に含まれるブドウ糖の濃度

私たちが生きるのに必要なエネルギーとなる栄養素の一つに**糖質**（炭水化物）があります。食事で摂った糖質は、分解されて**ブドウ糖**になり、血液中から全身の細胞に運ばれて、体の大事なエネルギー源になります。この血液中のブドウ糖の濃度のことを「**血糖値**」といいます。ブドウ糖の一部は肝臓や筋肉でグリコーゲンとなり貯蔵され、余った糖は脂肪として蓄えられます。

▼インスリン＝糖の代謝を調節し、血糖値を一定に保つホルモン

健康な人の血糖値は、食事をした後に高まるものの、上がり過ぎることはなく、数時間後に元の数値に戻り、一定に保たれます。この血糖値を調整しているのが、すい臓から出る**インスリン**というホルモンです。

血糖値が上がると、インスリンの働きにより血液中のブドウ糖が体の各組織で使われ血糖値を下

げます。しかし、インスリンの量が減ったり、インスリンの働きが悪くなることで、各組織へブドウ糖がとりこまれにくくなり、エネルギーとして使えなくなります。食後の血糖値が下がりにくくなったり、血糖値の高い状態が続いてしまいます。これが悪化したものが糖尿病です。

糖尿病の9割以上は、食べ過ぎ、飲み過ぎなどの偏った食事や飲酒、ストレスなどが主な原因となって起こる2型糖尿病です。糖尿病と診断されるほどの高血糖ではないものの、**血糖値が正常より高い状態にあるのが糖尿病予備軍**です。いずれも放置すると網膜症、神経障害、腎機能障害など、数々の病気を招くことになります。

食や生活習慣を見直すことは、糖尿病の予防や進行を遅らせることに繋がります。

正常な人と糖尿病の人のインスリンの働き

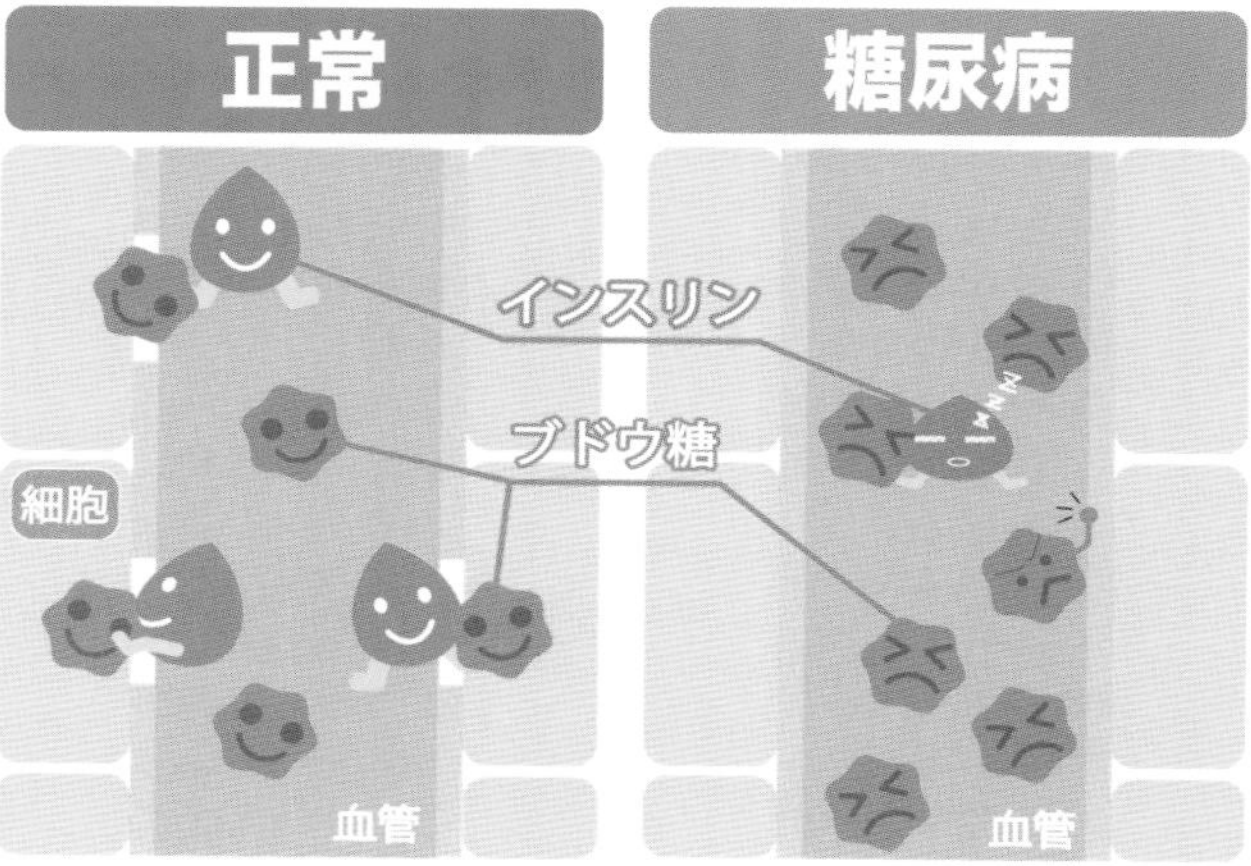

糖尿病は、血液中のブドウ糖の量をコントロールするインスリンが正常に働かず、糖が血液中にあふれてしまうことでおこる。

血糖値スパイクってなに？

▼血糖値の乱降下が起こる「隠れ糖尿病」に注意！

血糖値スパイクとは、**食後の短時間に血糖値が急上昇・急下降する現象**。この状態が続くと糖尿病になりやすいことに加え、動脈硬化など他の病気になるリスクも高まると言われています。さらに、食後の眠気や疲労感にもつながり、仕事や勉強のパフォーマンスも落ちるので、健康な人でも無視できない問題です。

正常な人は食後でも血糖値はあまり上がらず、もとに戻るのも早いのに比べて、糖尿病の人や血糖値スパイクが見られる人は、食後に血糖値が大きく上昇してしまいます。具体的には、食後の血糖値が**140〜200㎎／dℓ**だと食後に血糖値スパイクを起こしている可能性があります。自覚症状のない人も多くみられることから**「隠れ糖尿病」**とも言われます。

食後高血糖の恐ろしいところは、**通常の健康診断では見逃されやすいこと。**血糖値スパイクを起こしているかどうかの判断材料は食後の血糖値ですが、検診で測るのは空腹時の血糖値です。血糖値スパイクを起こしていても、平均血糖値が健康な状態と変わらなければ、隠れ糖尿病は見逃されてしまうというわけです。

血糖値スパイクを起こしているかを見るには、**食べ始めから1〜2時間後に血糖値を測る**と良いでしょう。できれば数回測り、連続的な変動を見られるのが理想です。

一度に大量の糖質摂取は特に血糖値スパイクを招きやすいため控えるようにし、これから本書で説明する食事の摂り方や運動習慣を取り入れるようにしてください。

血糖値の推移

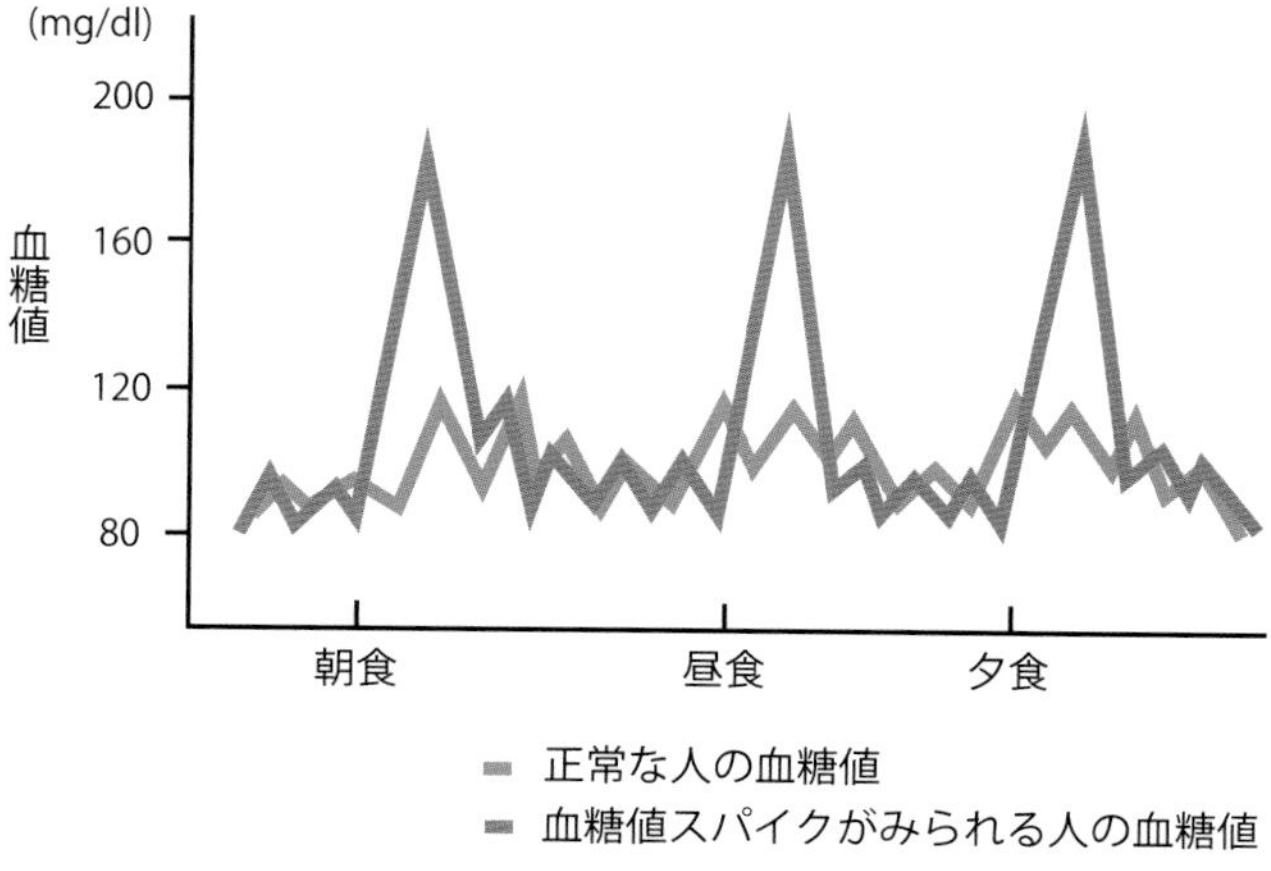

糖質ってなに？

炭水化物、食物繊維、糖類との違い

▼同じ量の糖質をとっても、血糖値の上がりやすさには違いがある！

糖質とは、**炭水化物から食物繊維を引いた残り**です。エネルギーとなる三大栄養素の一つである炭水化物の中に、糖質や食物繊維があります（他の二つの栄養素については、次頁で解説します）。糖質は消化されやすく、食物繊維は消化されにくいのが特徴です。糖質の中にも、ご飯やパンなどの主食に含まれる**でんぷん**や、イモ類、たまねぎやバナナなどに含まれるオリゴ糖、お菓子に使われる砂糖（ショ糖）など、結合する糖の数によりさまざまな種類に分けることができます。

実は、こうした糖質の種類によって、血糖値の上がり方にも違いがあります。ブドウ糖や果糖などの**「単糖類（一番小さい糖の単位）」**や、砂糖（ショ糖）などの単糖と単糖同士が結合した**「二糖類」**は、

炭水化物の内訳

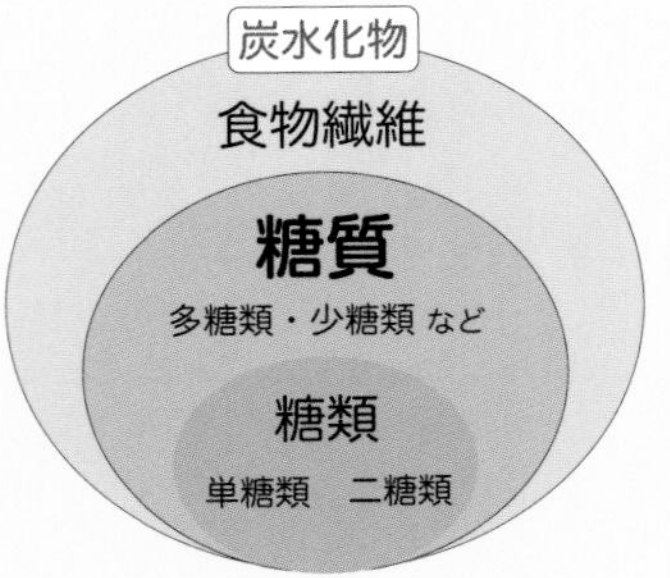

糖質＝炭水化物−食物繊維

どちらも**「糖類」**に含まれ、すでに分解されていることから**吸収が早く、血糖値が上がりやすい**特徴があります。血糖値が急激に上がると、インスリンも急激に大量分泌され脂肪の合成を助けるため、太りやすさにつながります。

一方、ご飯やパンなどに含まれる単糖が鎖のように結合したでんぷんは、**「多糖類」**に含まれ、単糖に分解されるまで時間がかかる分、**血糖値上昇速度は「糖類」に比べて緩やか**になります。

また、同じ炭水化物でありながら、血糖値上昇を緩やかにしてくれるのは食物繊維です。食物繊維はブドウ糖が腸から吸収されるのを遅くすることが分かっています。精製された白米や小麦粉よりも、玄米や全粒粉の方が食物繊維を多く含むため、血糖値上昇は緩やかです。食物繊維は腸内細菌のえさとして働き、整腸作用やコレステロール排泄作用、血糖値抑制作用なども知られています。

摂取した炭水化物や糖質の量は同じであっても、その食品の内訳に食物繊維が多いのか、糖類が多いのかによって、**血糖値の上がり方に差がある**ことを覚えておきましょう。

多糖類（でんぷん・グリコーゲンなど）

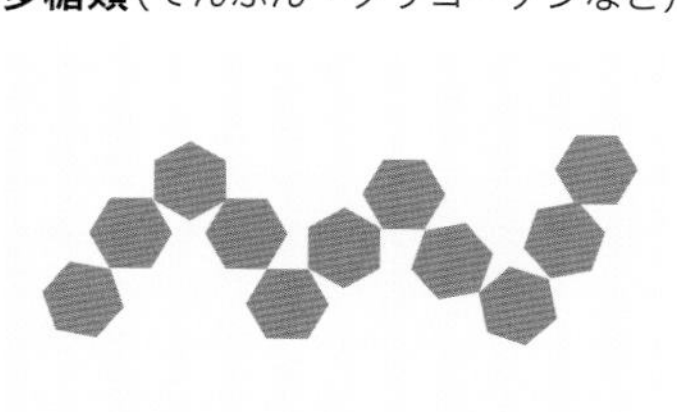

単糖に分解されるまで時間がかかる

単糖類・二糖類（ショ糖、乳糖など）

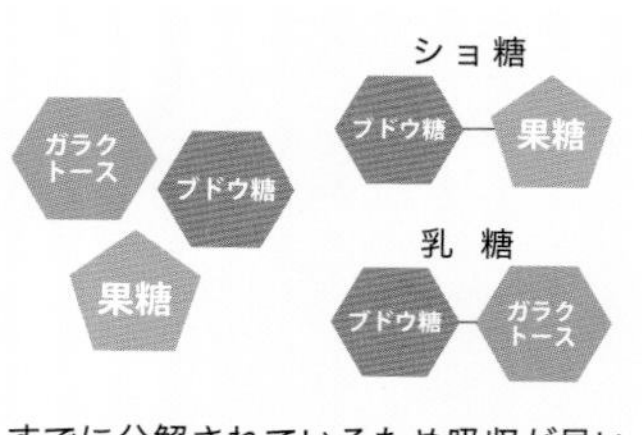

すでに分解されているため吸収が早い

糖質・脂質制限食は効果的？

三大栄養素の役割を知ろう

▼身体を動かす重要なエネルギー源。むやみな制限食よりバランスが大事

食べ物に含まれる栄養素のうち、たんぱく質・脂質・炭水化物（糖質）のことを三大栄養素と言い、これらは身体を動かすエネルギー源となります。これに、身体の調子を整える働きをするビタミン・ミネラルを加えて五大栄養素と言います。

炭水化物（糖質）（Carbohydrate）……素早く代謝され、脳や身体のエネルギーとなる。ご飯やパン、麺などの主食、いもや果物、砂糖などに多く含まれる。

脂質（Fat）……神経組織、細胞膜、ホルモンなどをつくる。肉や魚の脂身、バター、ナッツなどに多く含まれる。

たんぱく質（Protein）……筋肉や臓器、ホルモンや酵素などの材料となる。肉や魚、卵、大豆製品などに多く含まれる。

糖質は摂り過ぎると生活習慣病を招く一方、減らし過ぎると集中力の低下や疲労感につながります。また、糖質を摂らない分、たんぱく質や脂質でエネルギーを補填することになり、高脂肪食・エネルギー過多になる可能性もあります。炭水化物中の食物繊維が摂れないため、便秘や水分が不足するなどの弊害も考えられます。

極端な糖質制限や脂質制限は短期的なダイエットには効果的でも、長期的には死亡リスクを高めるという報告もあり、まだ評価は定まっていません。**安易に制限食を実施するより、栄養バランスや生活スタイルを整えることが重要**だと言えそうです。

栄養バランスの見極め方の一つが、三大栄養素の比率である**エネルギー産生栄養素バランス（PFC比率）**。糖尿病予備軍や糖尿病患者さんの目標値は、Pが15〜20％、Fが20〜30％、Cが50〜60％。1食に主食はこぶし1つ、主菜は片手一盛り、副菜は小鉢2つを目安にしましょう。

エネルギー産生栄養素バランス（PFC 比率）

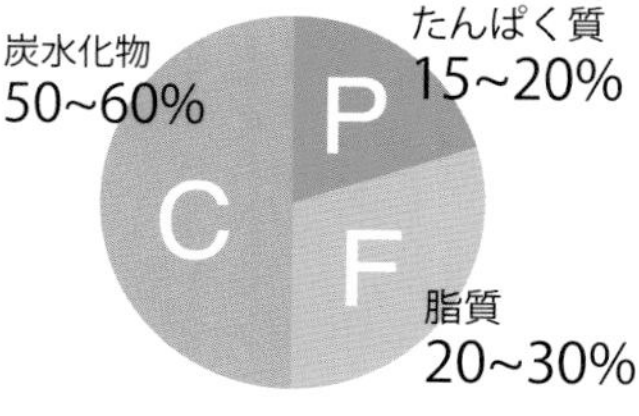

この配分で摂取することで、栄養のバランスが整いやすく健康維持に役立ちます。

三大栄養素の１食あたりの摂取目安

	たんぱく質（20%）	脂質（30%）	炭水化物（50%）
1食 500kcal のとき	25.0g	16.7g	62.5g
1食 600kcal のとき	30.0g	20.0g	75.0g
1食 700kcal のとき	35.0g	23.3g	87.5g

※たんぱく質、炭水化物は１g につき４kcal、脂質は９kcal で算出。

食べ方を工夫しよう！
同じ食事でも食べ方によって血糖値の動きが変わる？

▼ベジファースト、ミートファースト

食物繊維は血糖値の上昇を緩やかにすると前述しましたが、特に食べる順番を糖質より先にすることがより効果的であると知られています。そのため、食後高血糖を防ぐには、ご飯などの糖質を摂る前にサラダなどの野菜を食べて食物繊維を取り入れることが推奨されており、これは**「ベジファースト」**とも呼ばれています。

また、**たんぱく質**と**脂質**も、食物繊維と同様に血糖値を上げにくくする効果が明らかにされています。そのため、いきなりご飯から食べるのではなく、先に**サラダ（ベジファースト）**や**魚・肉・豆腐（ミートファースト）**などのおかずを摂ることが血糖値の上昇を緩やかにするポイントです。

▼血糖値を上げるのは糖質だけではない

血糖値を上げるのは糖質だけではなく、たんぱく質や脂質も血糖を上昇させます。しかし、図の

ように**上昇させる割合や速度は異なります**。糖質は、消化吸収が早く、食後30分前後で血糖値を上昇させます。たんぱく質は3～4時間後、脂質はさらに時間がかかり、よりゆっくり血糖を上昇させます。血糖値を急激に上げる食品ばかり食べていると、インスリンを分泌するすい臓に負担をかけたり、インスリンの効きが悪くなったりします。

消化吸収を緩やかにしてくれる食物繊維はたっぷり120g以上の摂取が理想です。生なら両手山盛りいっぱい、加熱なら片手ひと盛りです。

たんぱく質、脂質は適度に摂って、ゆっくりよく噛んで食べることが血糖値を上昇させないポイントです。

栄養素が血糖に変わる速度と割合

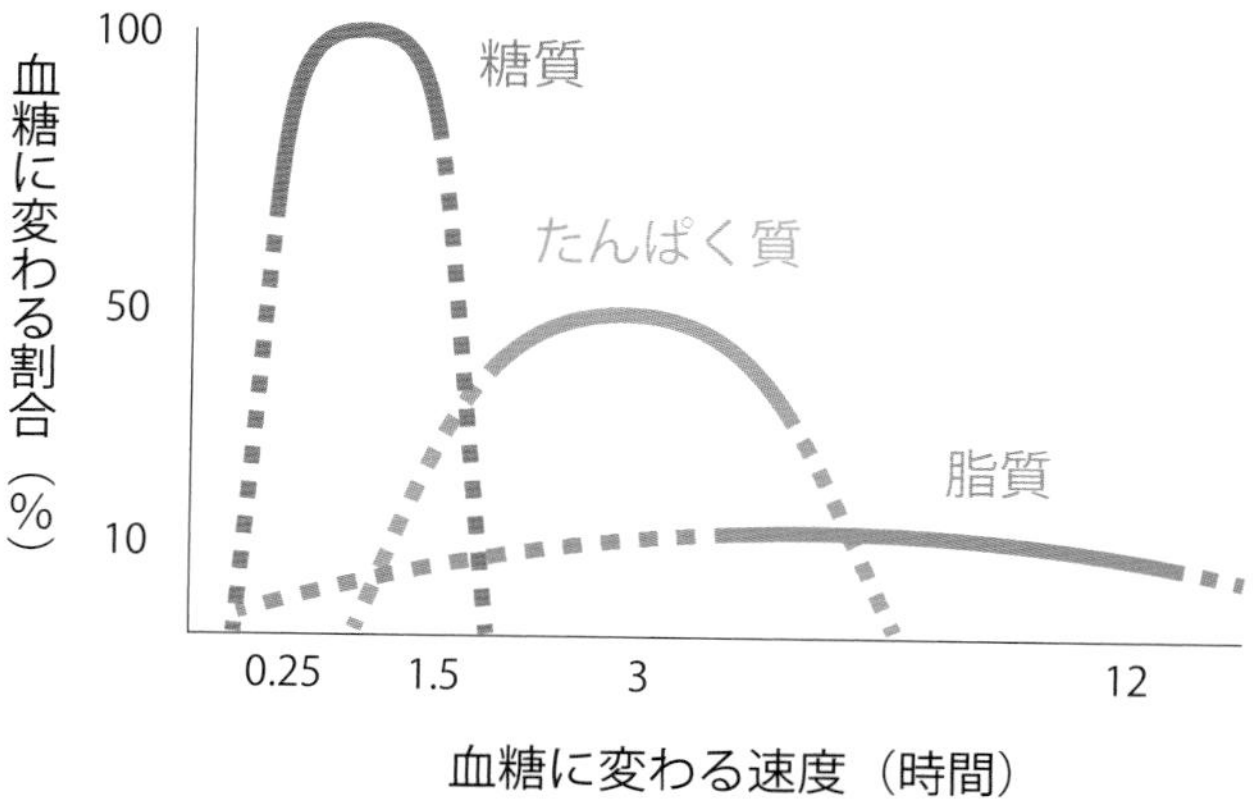

「糖尿病教室パーフェクトガイド」アメリカ糖尿病協会発行、池田義雄監訳ほか（医歯薬出版）より引用・改変

栄養成分表示を活用しよう
糖質＝炭水化物は誤り？

▼エネルギー（カロリー）が高い≠血糖値を上げやすい

コンビニやスーパーなどの中食の場合、基本的には**栄養成分表示が義務化**されていることから、容器包装の栄養成分表示欄をチェックすれば食べる際の目安にできます。ただし、多くの商品は必須項目であるエネルギー（カロリーのこと。「熱量」とも記載）、たんぱく質、脂質、炭水化物、食塩相当量の五大栄養素のみの表示です。特定の栄養素を強調している商品はその表示義務がありますが、そうでなければ、**「糖質」も含め必ずしも表示しなくても良い**ことになっています。そのようなときは、よほど多く含む食品でなければ食物繊維は微量である場合が多いので、**「炭水化物量＝糖質量」**と捉え、あたりをつけても良いでしょう。

ちなみに、**外食は栄養成分表示がない**ことが多いのが難点ですが、大手チェーン店などではメニューの中に表示されている場合や、ホームページで公開されている場合もありますので、ぜひチェックしておきましょう。

食品の単位をチェック。

「1食あたり」「1個包装あたり」なら商品全体の量ですが、300gの商品でも100gあたりで書かれている場合などに要注意！

栄養成分表示100gあたり	
エネルギー	231kcal
たんぱく質	12.1g
脂　　質	16.4g
炭水化物	8.6g
一糖　　質	8.3g
一食物繊維	0.3g
食塩相当量	1.3g

【エネルギー】

熱量と書かれ、kcal（キロカロリー）の単位で表されます。

計算値の場合は、たんぱく質、脂質、炭水化物の量から算出されます。


【たんぱく質】

血糖値上昇を抑え、筋肉や血液など体の材料として重要。筋肉合成のためには、毎食にわけて摂ることが大切。筋肉が減ると、筋肉のブドウ糖消費量が減り血糖値が上がりやすくなる。推奨量は1日男性65g以上、女性50g以上。


【脂質】

血糖値上昇を抑えてくれますが、1gあたり9kcalと高いので、摂り過ぎは禁物。1日に摂る量はエネルギーにして20～30%が適量。だいたい1日50～60gが目安です。


【炭水化物・糖質】

炭水化物は糖質と食物繊維を足した値。食物繊維は微量なことが多いため、糖質量の記載がない時は、炭水化物の値を糖質量の目安としましょう。表示が必須なのは炭水化物のみ。糖質と食物繊維を表示する場合はセットで記載されます。


【食物繊維】

食物繊維が多い方が血糖値が上がり難い傾向があり、また日本人に不足している栄養素なため積極的に摂取を。記載のないこともあります。1日の摂取目標量は18～64歳で男性21g以上、女性18g以上です。


【食塩相当量】

既製品は高くなりがちなので注意。日本人の平均摂取量は9～11g程度と、摂り過ぎの傾向です。目標量は男性が7.5g未満、女性が6.5g未満。高血圧の方は6g未満です（WHO[世界保健機関]では1日5g未満)。

1日の適正エネルギー(カロリー)量・糖質量を知ろう!

1日の適正なエネルギー量、糖質量は人によって違います。
まずは自分にとって最適な量を知ることが大切です。

1日の適正エネルギー(カロリー)量の求め方

❶ 適正体重を求める

身長 ＿＿＿m × 身長 ＿＿＿m × 22※) ＝ ＿＿＿kg

※) 体格指数を表すBMI(ボディ・マス・インデックス)。22が適正体重(標準体重)で、統計的に最も病気になりにくい体重とされている。

❷ 身体活動レベルを知る (肥満気味の人は低い方の値を使用します)

1日1時間程度の歩行。デスクワーク中心の生活 ▶▶▶▶▶▶▶ 25〜30kcal/kg(低)
1日2時間以上の歩行。通勤や家事など軽い運動を含む生活 ▶▶ 30〜35kcal/kg(並)
1日1時間以上の肉体を使う仕事、活発な運動習慣 ▶▶▶▶▶ 35kcal/kg 〜(高)

❸ ①と②をかけて1日の適切なエネルギー(カロリー)量を出す。

例) 身長170㎝、デスクワーク中心(低身体活動レベル)の男性の場合

- 適正体重…… 1.7 × 1.7 × 22 ＝約 **64** kg
- 適正エネルギー量……約 **64** kg × **30** kcal / kg ＝約 **1920** kcal

1日の適正糖質量の求め方

求めた1日の適正エネルギー(カロリー)量をもとに適正糖質量を算出します。
ここで求める値は、正確には食物繊維も含む炭水化物の量ですが、あくまでも目安を把握する目的で使用します。

1日の適正エネルギー量 × 0.55(※1) ÷ 4(※2)

※1 炭水化物に理想的なエネルギー比率55〜60%
※2 1g 4kcalとしてgに換算する。1gあたりのエネルギー量(エネルギー換算係数)は種類によって細分化されていますが、だいたいの量を把握する目的で4を使用します。

例) 適正エネルギー量が1920kcalの人の場合、炭水化物55%で計算

- 適正糖質量 ……**1920** kcal × **0.55** ÷ **4** kcal ＝ **264** g

これが1日の糖質量。1食分はこれを÷3してだいたいの目安とします。

※上記の計算式は目安です。糖尿病と診断された方などは医師の指示に従ってください。

主な主食の糖質量とエネルギー（カロリー）量を知ろう！

主食にどのくらい糖質が含まれているか知っておくことで、
主食の量やおかずの糖質量も調整しやすくなります。
糖質の高いおかずを食べる場合には、
主食の糖質量を減らして調整することもできます。

品目	糖質	エネルギー
白米ご飯 100g（茶碗 2/3 杯分）	35.6g	156kcal
白米ご飯 150g（茶碗 1 杯分）	53.4g	234kcal
白米ご飯 250g（丼ものご飯 1 杯分）	89g	390kcal
食パン 6 枚切り 1 枚 60g	25.3g	149kcal
食パン 4 枚切り 1 枚 90g	38.0g	223kcal
うどん（ゆで）100g（約 1/2 玉）	20.3g	95kcal
そば（ゆで）100g（約 1/2 人前）	23.1g	130kcal
スパゲッティ（乾麺）100g（一人前）	29.2g	150kcal
じゃがいも 100g（皮なし蒸し）	14.6g	76kcal
さつまいも 100g（皮なし蒸し）	29.6g	131kcal
かぼちゃ 100g（西洋かぼちゃ ゆで）	17.2g	80kcal

本書の表記について

・この本で紹介している料理や商品は、主に糖尿病予備軍の方、血糖値が気になる方に向けて食事選択の考え方の一助となるよう記載されたものであり、病気の症状改善を保証するものではありません。糖尿病患者の方、病院で診断を受けられている方は、主治医の指示に従ってください。

・栄養価は文部科学省「日本食品標準成分表2020年版（八訂）増補2023」に基づいて算出しています。一部、企業の商品情報やカロリー情報サイト「カロリー Slism」に基づいて記載したものがあります。

・エネルギーは、読みやすさを考慮しエネルギーの単位であるカロリー（kcal）と記載した箇所が一部あります。

・エネルギー（kcal）は小数点第1位を、その他の栄養素は小数点第2位を四捨五入しその上の位まで表示しています。なお、商品を参考にした品目は企業より公開されている栄養価情報をそのまま引用したため、小数点第2,3位まで記載している場合もあります。

・成分値がはっきりしていないものについては「－」で示しています。

・糖質量は炭水化物から食物繊維量を差し引いて算出していますが、参照した栄養情報に糖質の記載がある場合は、それに基づいて記載しています。

・掲載した料理の栄養価は配合によって異なるため一例であり、すべての同じ名称の料理が記載した栄養価の限りではありません。基本的には標準的と思われる配合量にて算出、または数値を使用しています。

・市販品の栄養価などの数値は2024年2月末日現在の情報に基づいており、商品の入れ替えなどに伴い情報が変わることがあります。

・商品の栄養情報からg情報を得られなかった品目においては、「1個あたり」のように数量で表記しています。また、イラストは商品を参考にした上で一般的な分かりやすさを重視して制作しており、忠実に再現したものではありません。

・栄養計算をした品目および「カロリー Slism」を参照した品目の重量は、配合材料を足すことで算出しており、調理工程で生じる蒸発や加水などの重量変化率はかけておりません。そのため、実際の盛り付け量とは異なる可能性があります。

外食編 ①

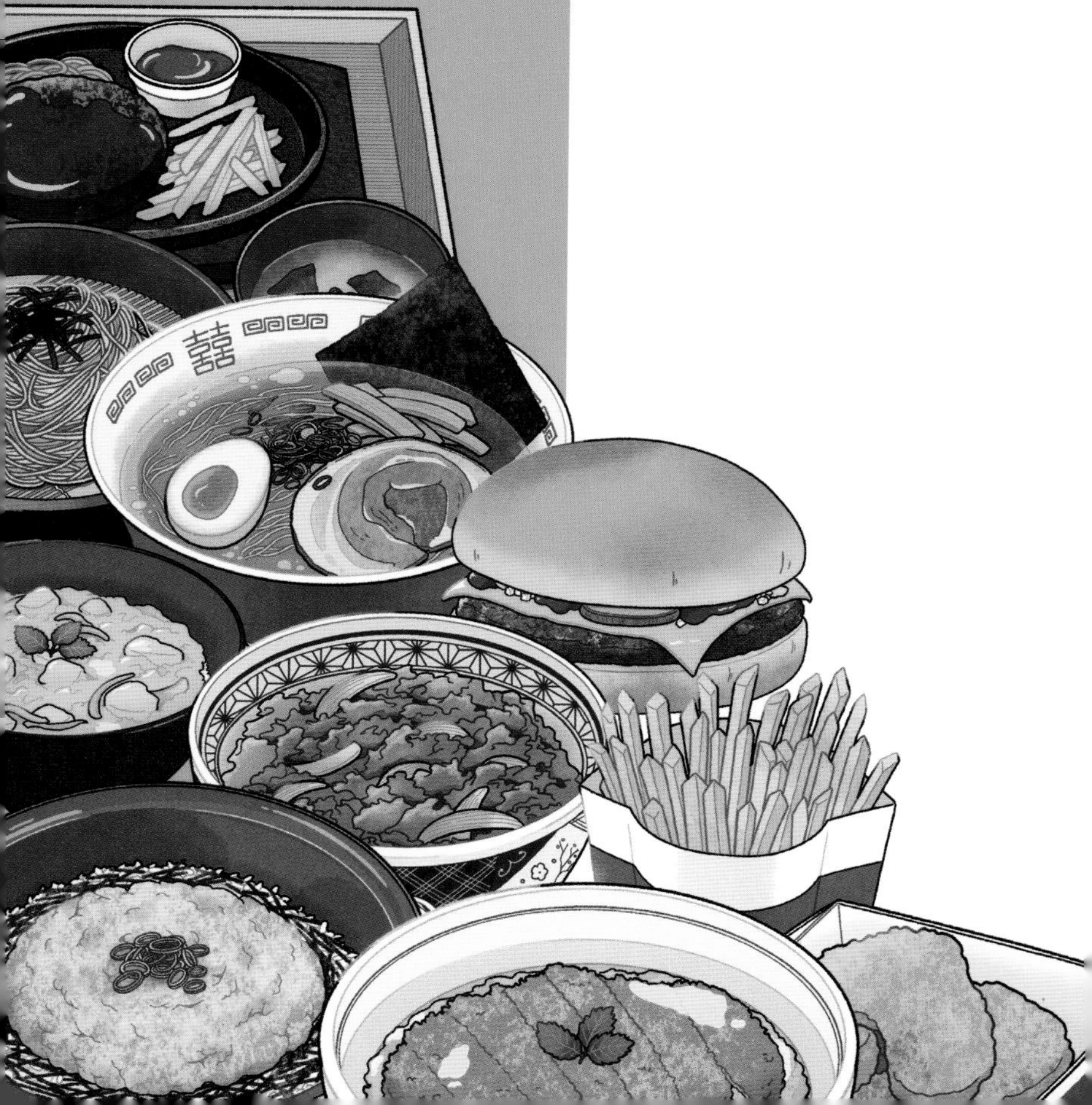

生姜焼き定食 VS さばの味噌煮定食

糖質は同程度でも「脂質の量と質」に注目

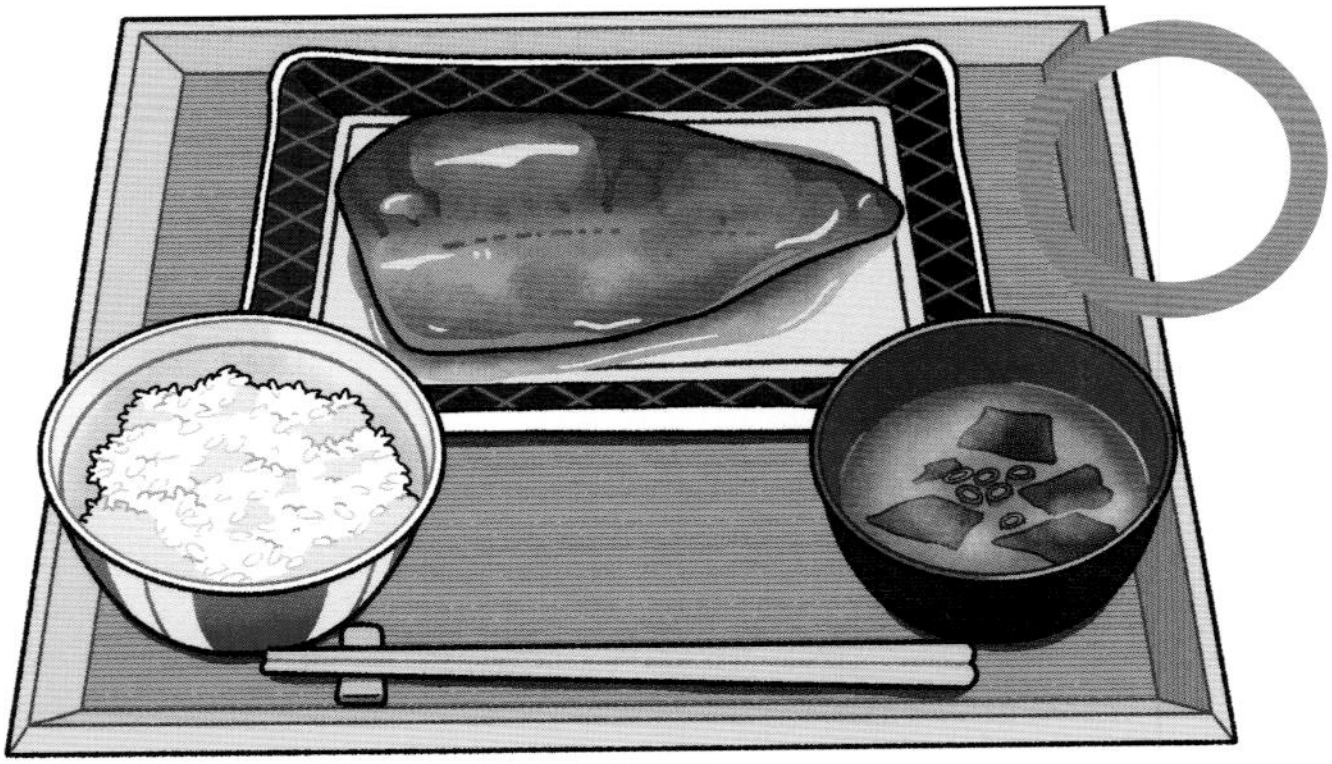

さばの味噌煮定食（590g）

熱　　量：631kcal　たんぱく質：27.3g
糖　　質：82.0g　脂　　質：15.5g
食物繊維：6.1g　食塩相当量：6.5g

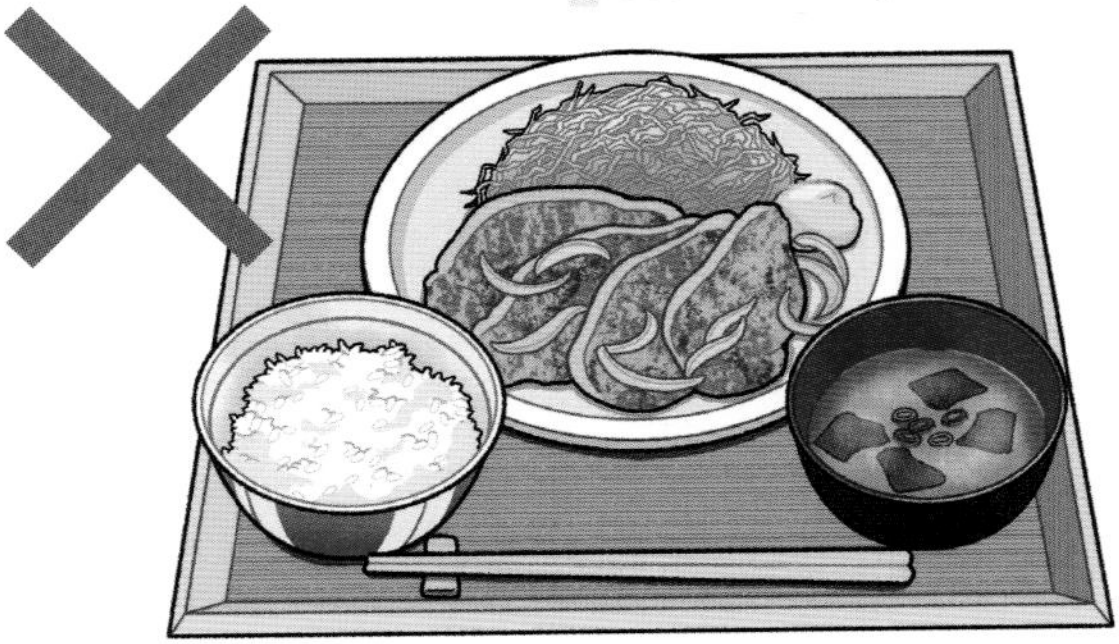

生姜焼き定食（637g）

熱　　量：743kcal　たんぱく質：25.2g
糖　　質：79.0g　脂　　質：31.4g
食物繊維：9.0g　食塩相当量：5.7g

小鉢やサラダ、汁ものなどがついた「定食スタイル」は、栄養バランスが取りやすいため、単品の丼ものよりもおすすめです。

生姜焼き定食とさばの味噌煮定食を比較してみると、血糖値に直接影響を与える**糖質量は同程度**であるものの、エネルギーは生姜焼きの方が高くなります。その主な理由は脂質量の差。生姜焼きの肉は**脂身が多い傾向なので、脂質が高くなり、その分がエネルギーに反映**されています。肥満を招く過剰なエネルギー摂取を防ぐため、食べる際には脂身を外す工夫をすると良いでしょう。また、生姜焼きはキャベツが多く盛り付けられていることがほとんどなので、キャベツから食べると急激な血糖値上昇を抑えることにもつながりおすすめです。加えて、脂質の質にも注目。さばのような**青魚に含まれるEPA、DHA**は、動脈硬化の予防や中性脂肪値の改善など、さまざまな生理作用が知られ、**日々摂取することで糖尿病のリスクが低減する**と言われています。

以上のように、魚料理はおすすめですが、実はさばの味噌煮はその中でも糖質や塩分は高め。調味料がそれらを高めているので、煮汁は残すなどの工夫を。また、魚料理であれば、魚油が流れ出ずに効率よくＥＰＡ、ＤＨＡを摂取できる刺身定食や、糖質が高くなりにくい塩焼き定食などのシンプルな調理法のものを選ぶのがおすすめです。

チキン南蛮定食 VS ハンバーグ定食

どちらも要注意だが、主菜ではハンバーグに軍配
ただし付け合わせには要注意！

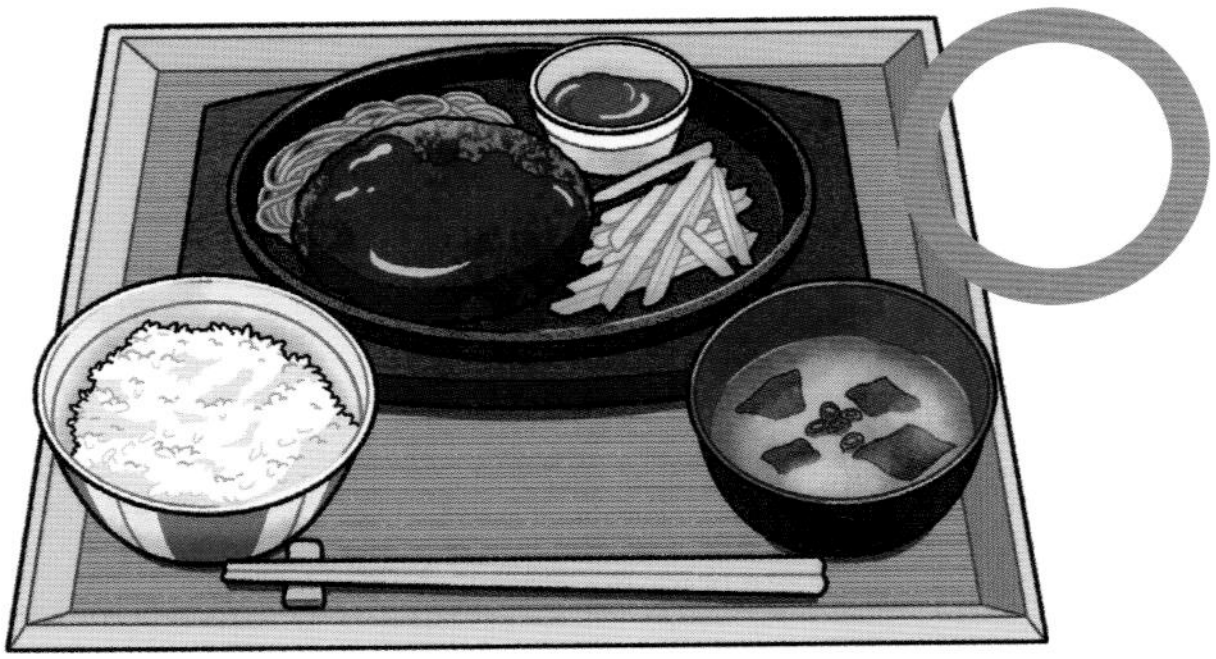

ハンバーグ定食（1食あたり）

熱　量	859kcal	たんぱく質	28.5g
糖　質	94.1g	脂　質	38.4g
食物繊維	10.1g	食塩相当量	5.0g

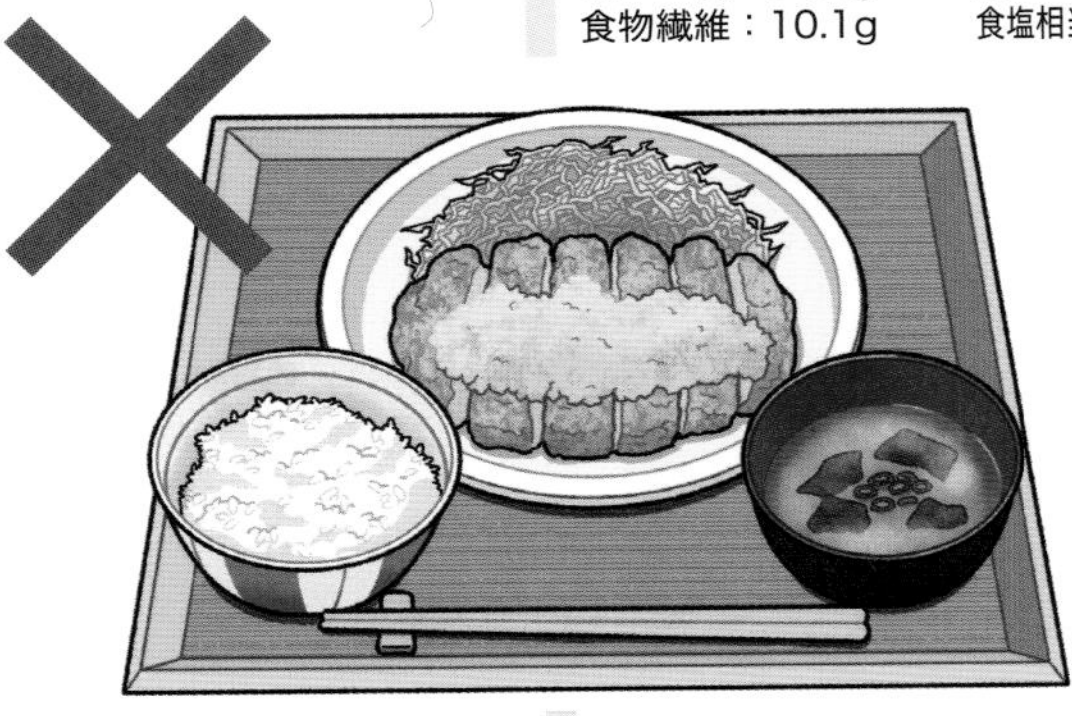

チキン南蛮定食（1食あたり）

熱　量	1067kcal	たんぱく質	30.0g
糖　質	104.0g	脂　質	37.1g
食物繊維	7.3g	食塩相当量	5.9g

チキン南蛮定食、ハンバーグ定食は**どちらも高エネルギーで高脂質・高糖質**。できれば前項で紹介したようなメニューを選びたいところですが、主菜単体はハンバーグに軍配です。

ハンバーグに使われる脂質の多い牛や豚のひき肉よりもヘルシーなイメージの鶏肉ですが、チキン南蛮の場合は、糖質主体である小麦粉の衣をまとわせ、さらに砂糖を使った甘辛いタレに絡めていることから**糖質が高い傾向**です。その上、油で揚げていること、マヨネーズをたっぷり使ったタルタルソースがかかっていることから、**脂質やエネルギーも多くなりがちです**。

材料の鶏肉は脂質の量が少ない胸肉を選ぶ、たれやタルタルソースは残す、などの工夫が必要です。

ハンバーグは、ひき肉自体の糖質はほぼゼロに近いものの、**肉だねにたまねぎやパン粉が多く使われている場合は糖質が高くなります**ので、肉の配合量が多いタイプを選ぶのが望ましいでしょう。

加えて、ハンバーグの付け合わせにも要注意です。フライドポテトや、ケチャップを使った甘めのナポリタン、また、デミグラスなどのソースには糖質・脂質過多の危険が隠れています。こうした付け合わせの量によっては、**チキン南蛮よりも糖質が高くなることも**。付け合わせは適度な量を心がけるとともに、ぽん酢しょうゆをたれに使ったおろしハンバーグにするなど、糖質の摂り過ぎには気をつけてください。

牛丼 vs ねぎとろ丼

牛丼はばら肉の脂質に懸念
要注意なのはご飯の量

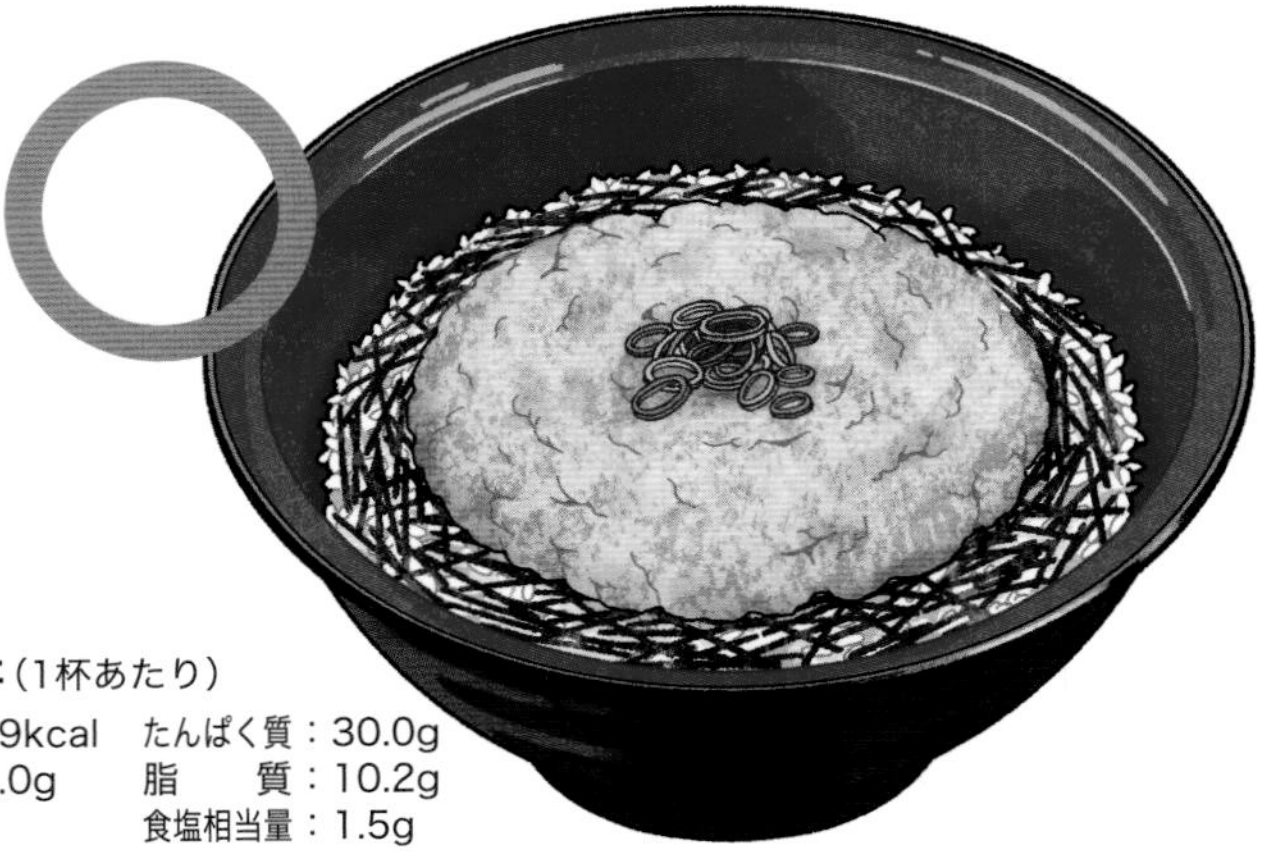

ねぎとろ丼（1杯あたり）

熱　量：609kcal　たんぱく質：30.0g
炭水化物：99.0g　脂　質：10.2g
—　食塩相当量：1.5g

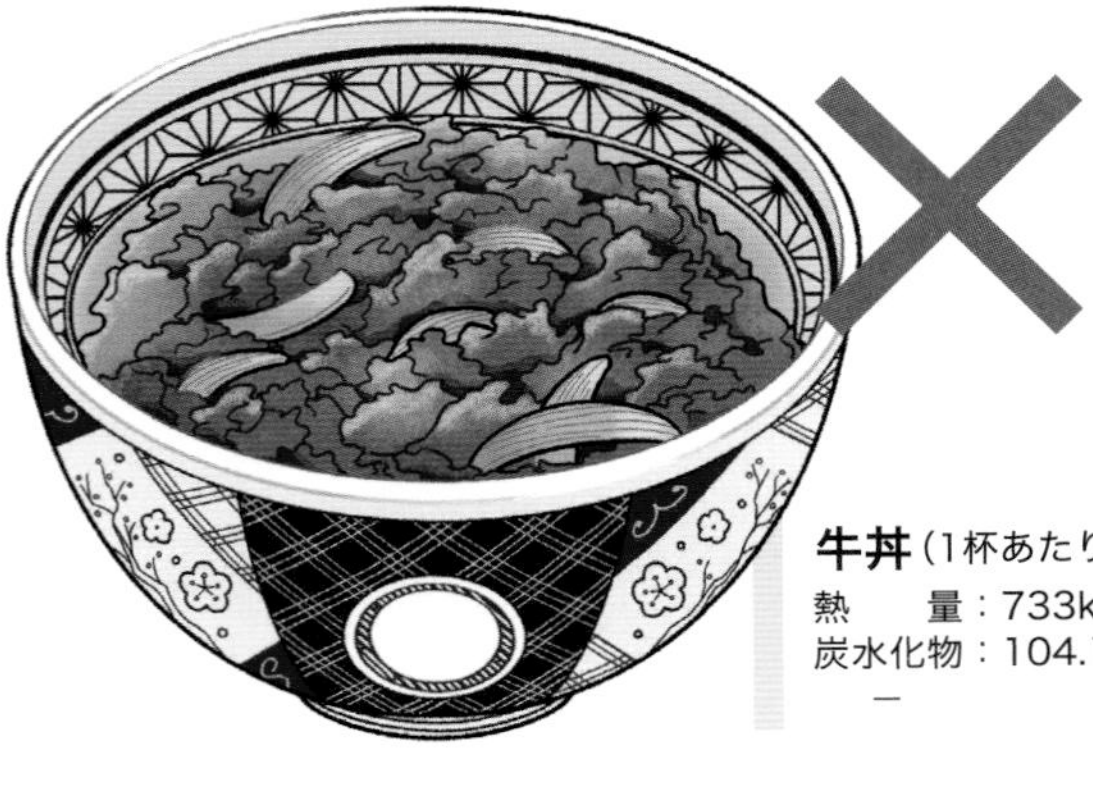

牛丼（1杯あたり）

熱　量：733kcal　たんぱく質：22.9g
炭水化物：104.1g　脂　質：25.0g
—　食塩相当量：2.5g

牛丼に使われるばら肉などの部位には脂質が多く含まれますが、その質は**飽和脂肪酸**という摂りすぎると動脈硬化を招きやすい油脂です。一方、ねぎとろ丼もとろの脂質は多いものの、**魚由来の油は、動脈硬化を予防したり、糖尿病リスクを低減させる**ことで知られます（P65参照）。牛丼好きな人は2回に1回は牛丼ではなくねぎとろ丼を選ぶなど意識し、脂質の質を変えてみましょう。

糖質はどちらも高めです。実はその主な理由は「ご飯」にあります。丼もののご飯の重量は250g程度。通常のご飯茶碗1杯（普通盛り）が150g程度ですから、この1・7倍にも及びます。糖質量はご飯だけで89gと、これだけで女性の1食分の糖質量を超えてしまう勢いです。逆に言えば、主な糖質源であるご飯量を**3分の2程度に減らす**と糖質が抑えられます。

ねぎとろ丼は血糖値上昇を緩やかにするたんぱく質が牛丼よりも多く含まれるのもおすすめな点です。しかし、使われているねぎとろによっては中に植物油脂などを足しているものもあるため、より好ましいのは加工度合いが低い「まぐろ丼」です。

さらに、**サラダや味噌汁などを追加したり、定食で注文する**など、食物繊維やビタミン・ミネラルなども取り入れ栄養バランスにも配慮することをおすすめします。

親子丼 vs カツ丼

血糖値上昇で言えばカツ丼に軍配
ただし、ご飯を減らす条件付き

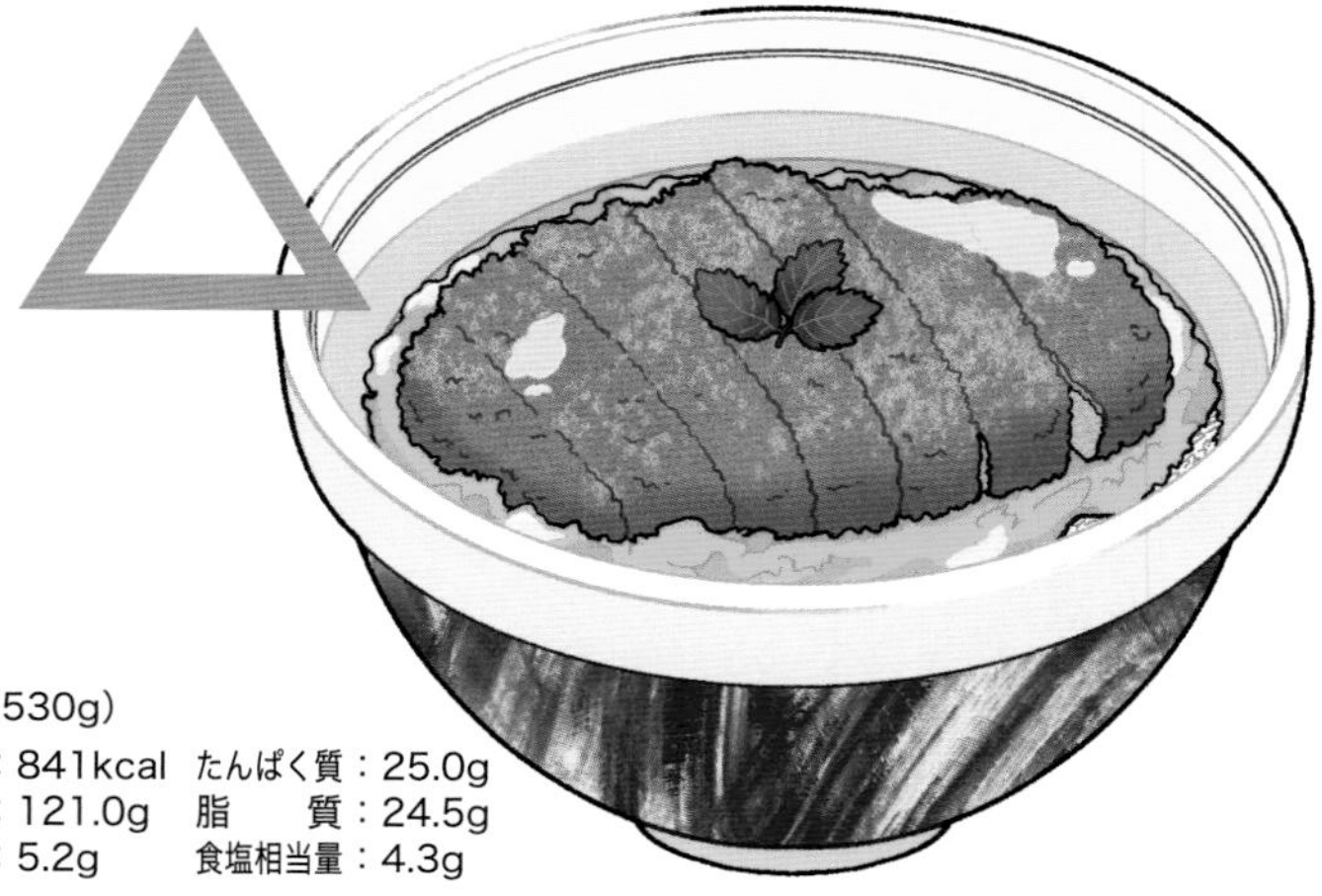

カツ丼（530g）

熱　量	841kcal	たんぱく質	25.0g
糖　質	121.0g	脂　質	24.5g
食物繊維	5.2g	食塩相当量	4.3g

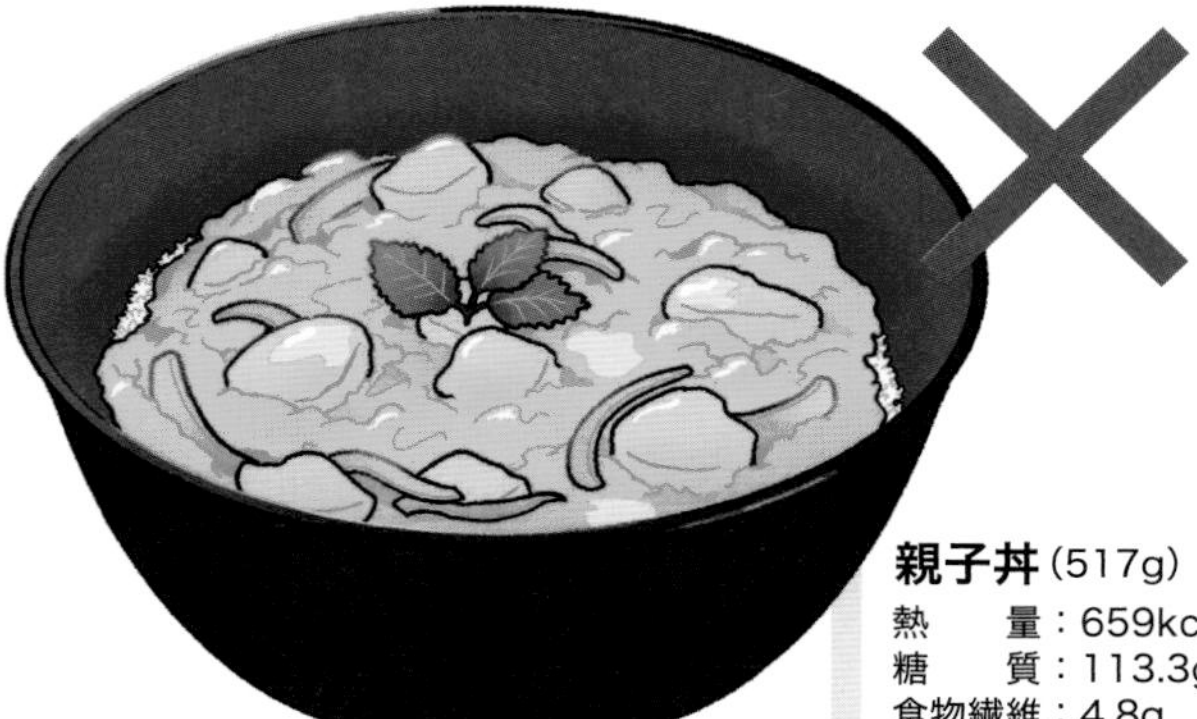

親子丼（517g）

熱　量	659kcal	たんぱく質	23.6g
糖　質	113.3g	脂　質	8.6g
食物繊維	4.8g	食塩相当量	3.8g

前項の「牛丼VSねぎとろ丼」で述べたように、丼ものはご飯の盛り付け重量の多さからすでにエネルギーや糖質が高く、糖尿病予備軍の方などにおいては**ご飯を3分の2の量**（通常の茶碗1杯150g程度）**に減らす**などの工夫が必要です。

それを踏まえた上で、カツ丼と親子丼どちらが食後の血糖値を上げにくいかを比較すると、カツ丼に軍配があがります。実は、カツ丼のGI値※は意外にも低く、**低GI食品に分類**されています。カツのたんぱく質や、衣の脂質が糖質の吸収速度を穏やかにすることが理由と考えられます（P14参照）。

血糖値の上がりやすさをお茶碗1杯分の白米と比較した場合、**親子丼は1・2倍の速度**であるのに対し、**カツ丼は約0・6倍と緩やか**であったという報告があり、両者の大きな差が分かります。特に、ご飯が先ではなく、カツから食べるようにすると糖の吸収速度もより穏やかになる傾向があります。

一方で、油は血糖値上昇を抑えるものの、揚げ物10gで約90㎉にもなるため、摂りすぎには注意が必要です。また、野菜量が足りませんので、サラダや汁もの、小鉢など、糖質やエネルギーが低めの副菜などを同時に頼むことをおすすめします。

※GI値：グリセミック・インデックス（Glycemic Index）の略。食後血糖値の上昇度を示す指数のこと。ブドウ糖を摂ったときの血糖値の上昇を100としたとき、GIが70以上の食品を高GI食品、56～69の間の食品を中GI食品、55以下の食品を低GI食品とする。

ポテトサラダ vs キムチ

「サラダ」のイメージとは裏腹な
糖質やエネルギーに注意

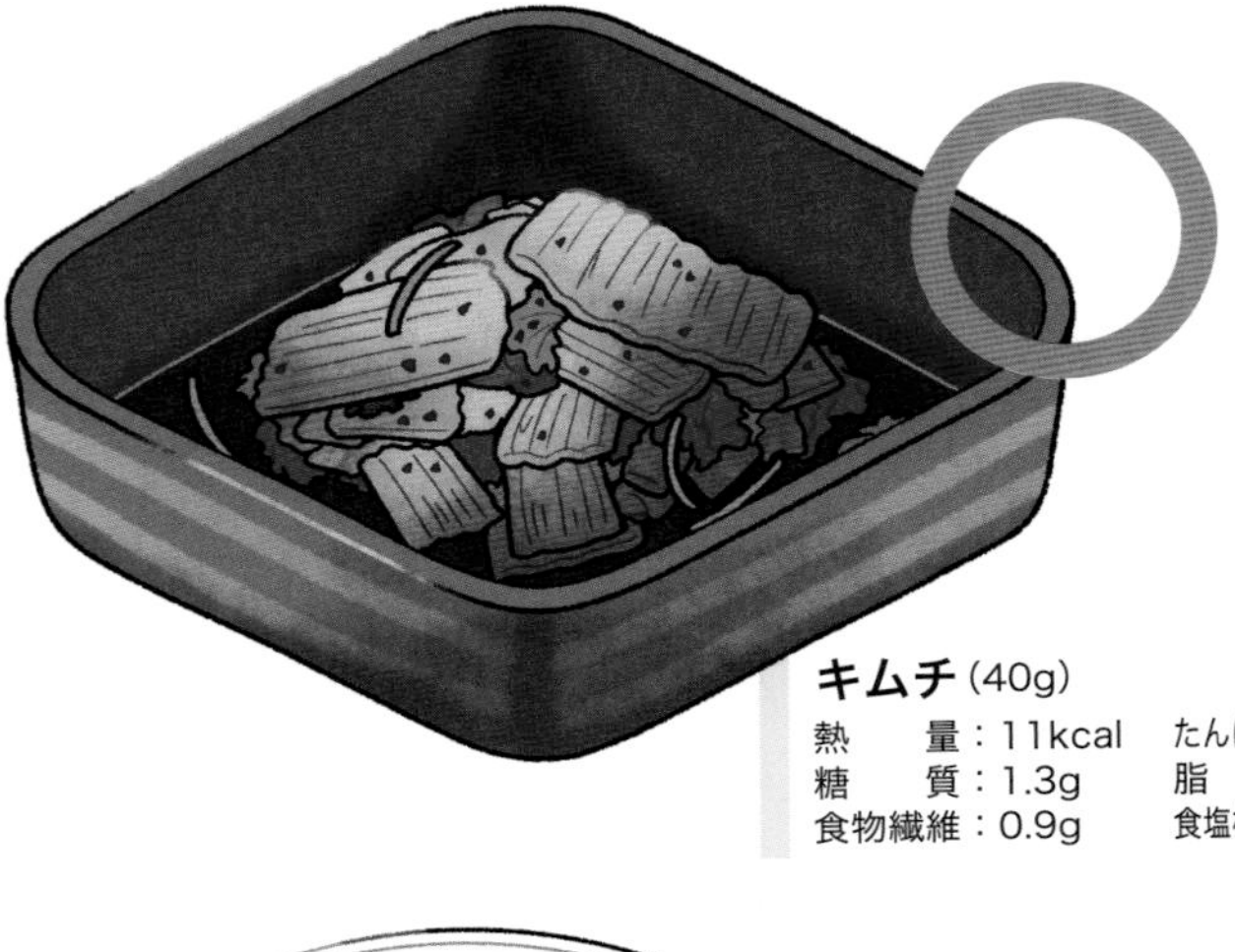

キムチ（40g）

熱　量：11kcal　たんぱく質：1.3g
糖　質：1.3g　脂　質：0g
食物繊維：0.9g　食塩相当量：1.2g

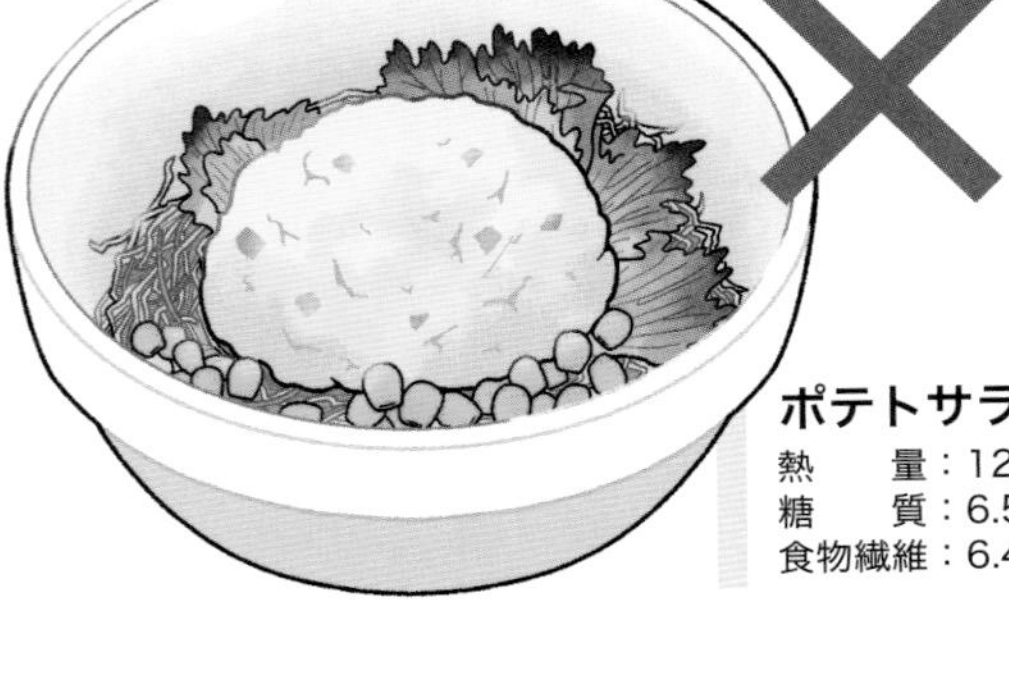

ポテトサラダ（100g）

熱　量：128kcal　たんぱく質：6.5g
糖　質：6.5g　脂　質：9.1g
食物繊維：6.4g　食塩相当量：0.5g

ポテトサラダは「サラダ」という名称に安心しがちですが、実は**糖質やエネルギーは葉物野菜のサラダより高めです。**

ポテトサラダの主原料であるじゃがいもは、確かに野菜に匹敵する微量栄養素を含みますが、食品群では「野菜類」ではなく「芋類」に分類され、糖質は1個150g（正味135g）中20・9gと高めの食品です。

また、ポテトサラダの味付けには**マヨネーズ**が使われており、これも**高エネルギー・高脂質**です。

普通のメニューに取り入れるのであれば、小鉢1杯100g程度なら問題のない糖質量ですが、前述したように、すでに糖質が高い**丼ものの付け合わせとしては糖質過多**となります。

一方のキムチは発酵食品ですが、この発酵に用いられる**乳酸菌の代謝産物が肥満や糖尿病の予防・改善に有用**だという報告が注目されています。

乳酸菌は、腸内環境を整え、免疫機能の向上や、コレステロールの低下など、健康に良いさまざまな働きがあると言われているため、乳酸菌を含む食品は継続的に取り入れると良いでしょう。

しかしながら、キムチにも塩分の高いものや甘い味付けのものがあるため、やはり食べ過ぎには注意が必要です。

チーズバーガー VS フィッシュバーガー

衣の糖質が気になるフィッシュバーガー
セットで頼むならチーズバーガーをチョイス

チーズバーガー(118g)
熱　　量：307kcal
たんぱく質：15.8g
糖　　質：29.5g
脂　　質：13.4g
食物繊維：1.5g
食塩相当量：1.9g

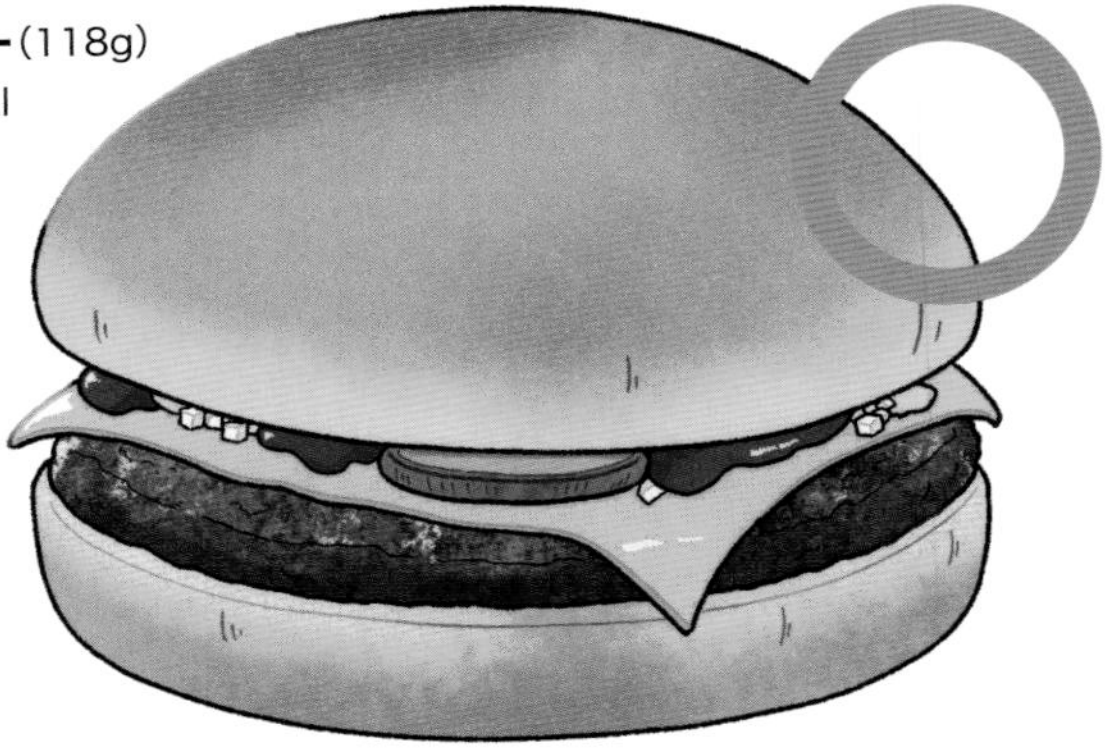

フィッシュバーガー(141g)
熱　　量：336kcal
たんぱく質：14.7g
糖　　質：35.9g
脂　　質：14.1g
食物繊維：2.1g
食塩相当量：1.7g

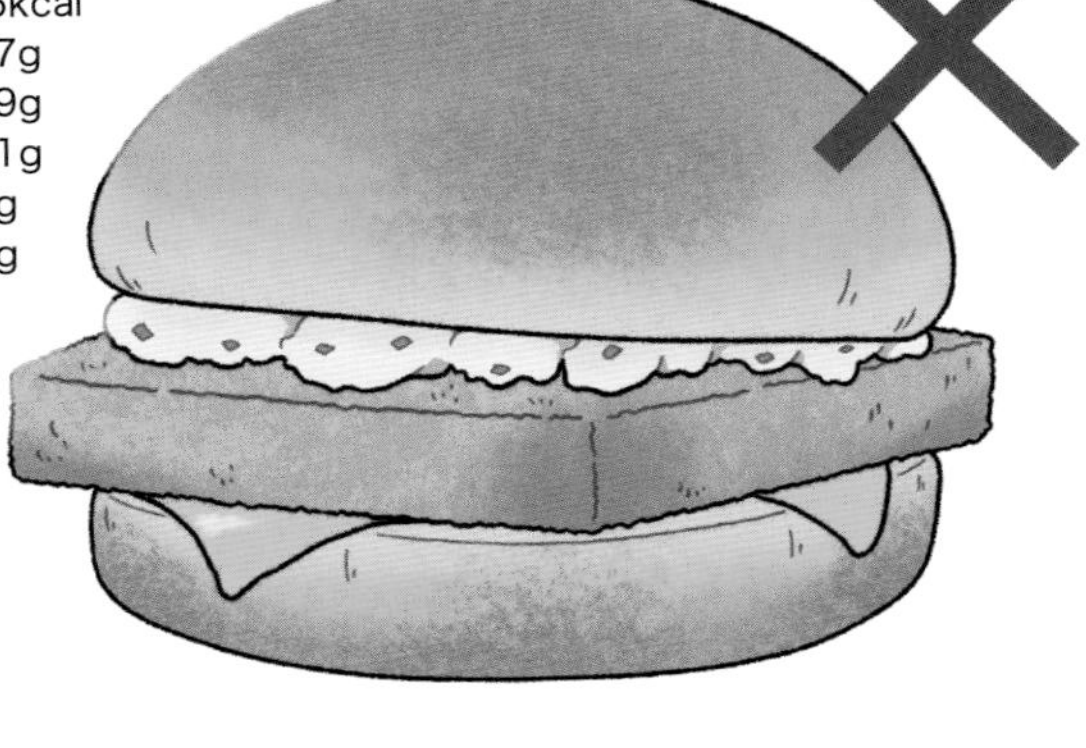

フィッシュバーガーとチーズバーガーを比較すると、エネルギーや脂質量・たんぱく質などは同程度なものの、糖質はフィッシュバーガーの方が高い傾向です。魚フライの衣由来の糖質分や、調味料が値に影響していると思われます。フィッシュバーガーの糖質量自体は35・9gと高すぎることはありませんが、一緒にポテトやジュースがついてくる**セットメニューの場合は、糖質量がオーバーしがち**ですので、気にする必要があるでしょう。

ファストフードは糖質や脂質、塩分が高く、野菜類は少ない傾向にあります。そのため、栄養のバランスが整いにくく、頻繁に利用し続けると肥満を招きやすいので、選択するメニューには注意が必要です。ポテトやジュースといった糖質が高いものばかりではなく、**サラダや無糖のお茶などのチョイスが望ましい**です。

飲食店、施設での食事、テイクアウトやデリバリーなどの業態では、栄養成分の表示は義務ではありませんが、大手ハンバーガーチェーンはホームページなどに栄養価を細かく載せていることが多いので、チェックしてみるとよいでしょう。また、最近のハンバーガーショップのメニューには、**バンズを低糖質のものやレタスに変えた健康に配慮された商品**も見受けられるようになりました。そうした商品を取り入れてみるのも一つの手でしょう。

フライドポテト vs ナゲット

糖質量の差が決め手
ただし、ソースも意外と糖質を含むので注意

△

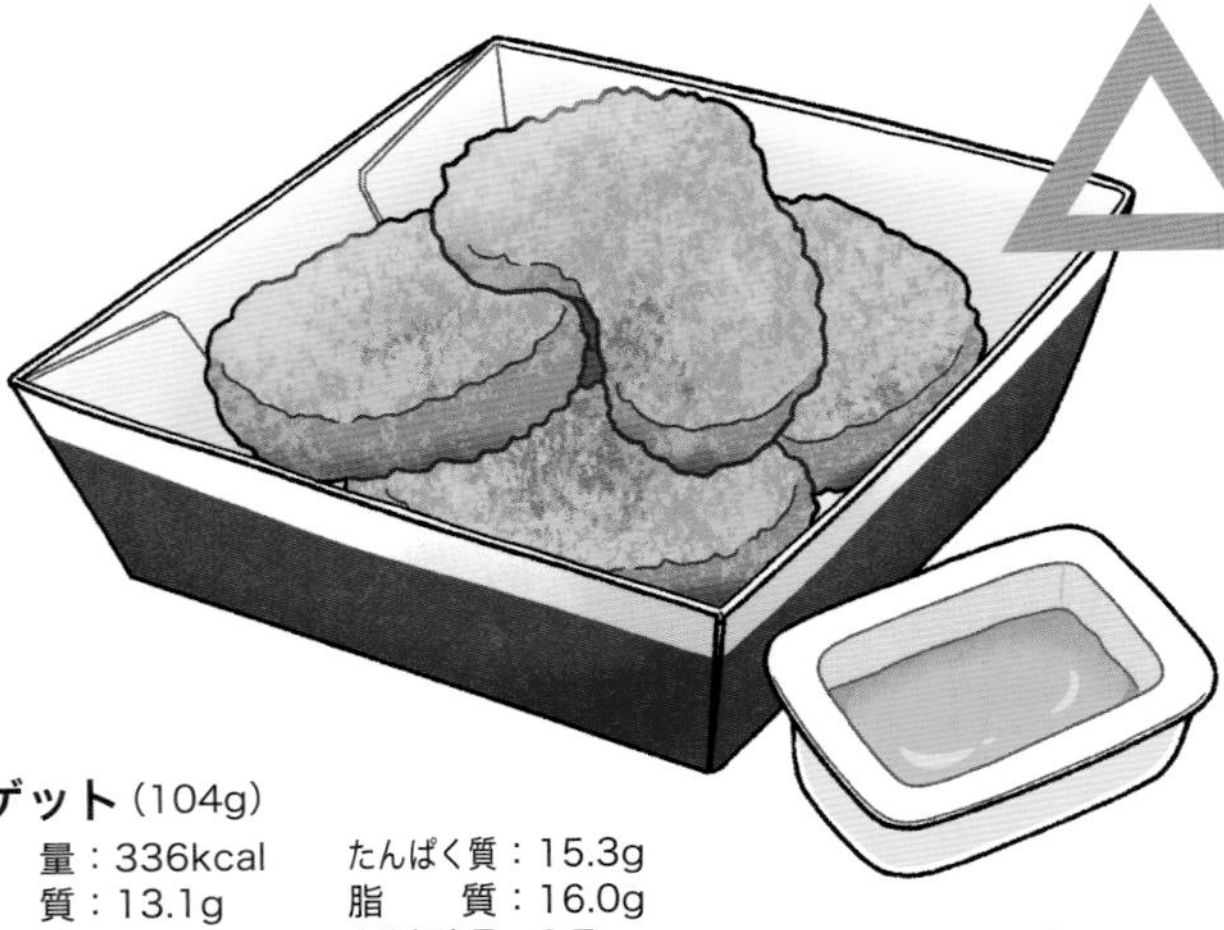

ナゲット（104g）

熱　量：336kcal	たんぱく質：15.3g
糖　質：13.1g	脂　質：16.0g
食物繊維：1.2g	食塩相当量：0.7g

×

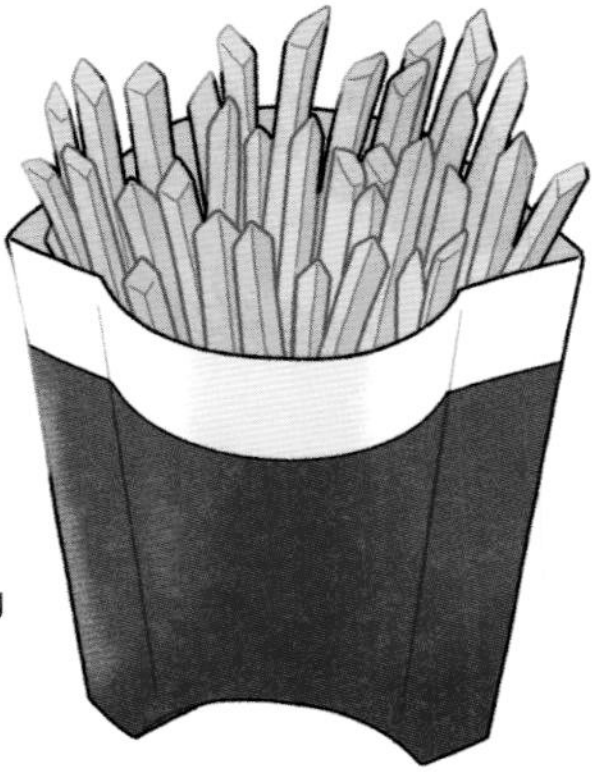

フライドポテト（74g）

熱　量：225kcal	たんぱく質：2.9g
糖　質：25.4g	脂　質：11.2g
食物繊維：2.6g	食塩相当量：1.9g

どちらも、心疾患や動脈硬化、不妊症にも大きく相関があることが分かっているトランス脂肪酸を多く含んでいます。日本人の現状の摂取量は基準値以下ですが、摂りすぎないことが前提です。

植物性のじゃがいもは動物性のナゲットより一見ヘルシーに思えますが、「ポテトサラダVSキムチ」の項目でも解説した通り、**じゃがいもは糖質を比較的多く含む食品**です。こうしたサイドメニューは単品ではなく、バンズにしっかりと糖質を含むバーガー類と一緒に頼まれることが多いため、合算すると糖質はかなり上がります。表示したフライドポテトの栄養成分は、一番小さなSサイズのものですが、Mサイズはこの約2倍、Lサイズは約2・5倍の糖質量です。脂質や塩分も高く、Mサイズ以上は1食分の目安量をオーバーしがちです。控えた方が望ましいでしょう。

一方で、ナゲットの主原料である鶏肉自体には糖質がほぼ含まれないため（つなぎなど副原料には含まれます）、糖質主体であるフライドポテトと比較すると糖質は低い値です。ただし、**バーベキューソースの糖質量は**1包装あたり**7・4g、マスタードソースは4・9g**と意外と高く、**塩分も高くなりがち**なため、つけすぎは禁物です。ちなみに、15ピースになるとバーガー類と同程度か少し高めの糖質量に、塩分に至っては3・5gとかなり高くなります。

醤油ラーメン vs タンメン

血糖値上昇を緩やかにする具材の量に着目

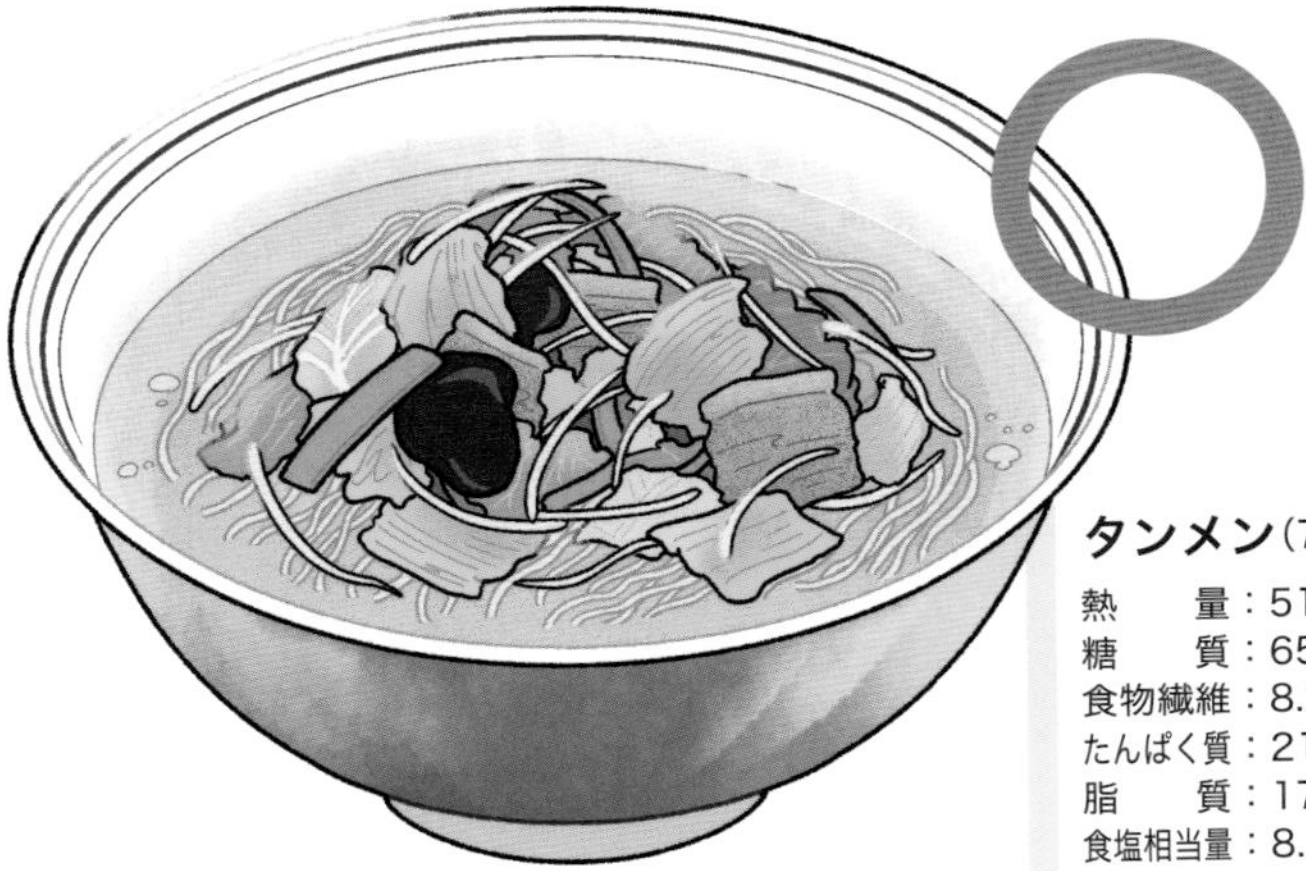

タンメン（749g）
熱　　量：510kcal
糖　　質：65.6g
食物繊維：8.2g
たんぱく質：21.6g
脂　　質：17.1g
食塩相当量：8.5g

醤油ラーメン（758g）
熱　　量：432kcal
糖　　質：65.1g
食物繊維：7.4g
たんぱく質：22.1g
脂　　質：8.6g
食塩相当量：6.7g

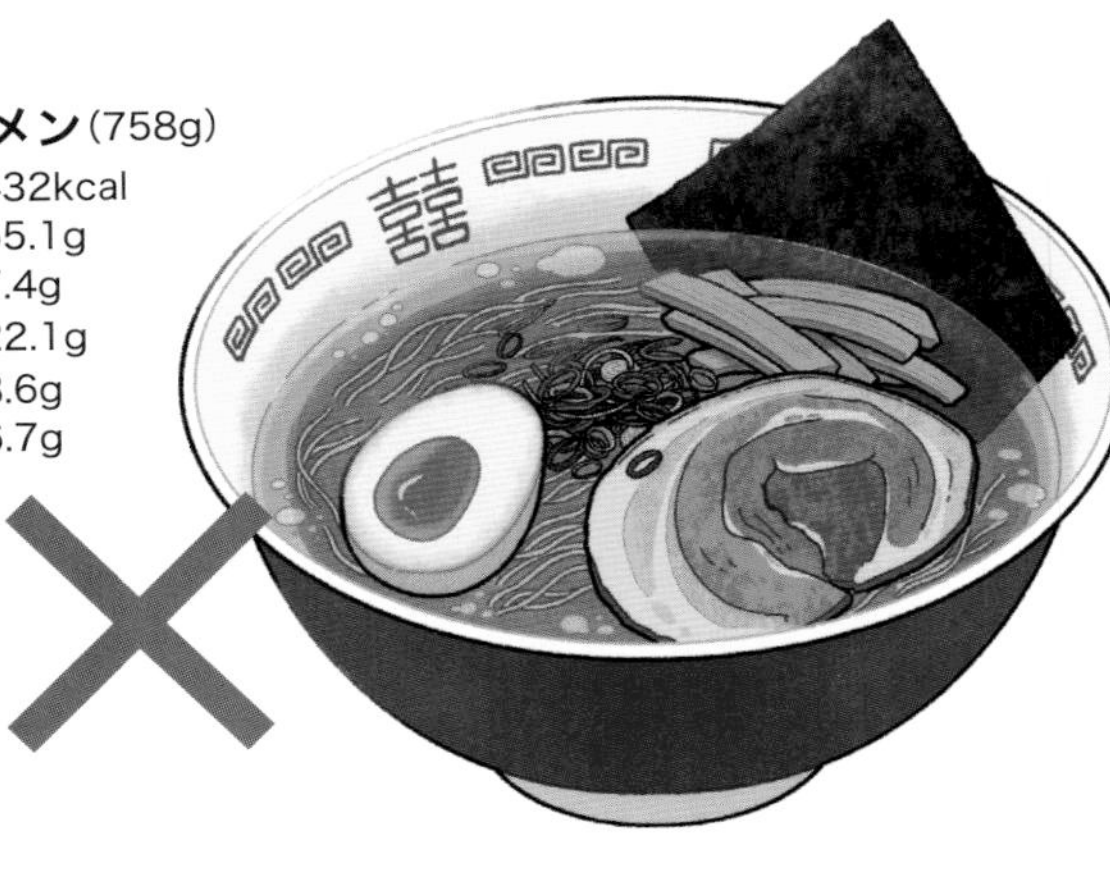

ラーメン、タンメンの糖質量は同程度で65ｇほど。これらに使われる中華麺1玉230ｇ（茹で後）の糖質量は約60ｇなので、糖質量の9割以上を中華麺が占めています。

差が出たのは具材の量。タンメンは野菜の量や種類が多いため、醤油ラーメンよりも**よく噛んで食べる必要があり、早食いを防ぎやすい**のが良い点です。早食いをすると食後の血糖値が急上昇しやすく、血管がダメージを受けて動脈硬化を招き、糖尿病リスクも高まります。

よく噛むことに加え、一緒に食べるもの、食べる順番も重要です。糖質の多い麺を食べるより先に、具材の食物繊維やたんぱく質を十分に摂ると、糖質が腸からゆっくりと吸収され、食事の血糖値上昇を緩やかにします。

一方、醤油ラーメンは麺がメインで野菜や肉類はタンメンほどは多くない傾向なので、血糖値も上がりやすいと予測されます。替え玉やご飯、餃子などの糖質を一緒に注文することは避け、トッピングを追加する場合は、食物繊維を多く含むわかめや、たんぱく質主体の卵を選ぶと良いでしょう。

また、ラーメンやタンメンは塩分が高く、汁を1杯分飲み干してしまうと**1日分の塩分量が摂れてしまいます。何口か味わって飲む程度にとどめましょう。**

そば vs うどん

血糖値が上がりにくい低GI食品
中でも十割そばがおすすめ

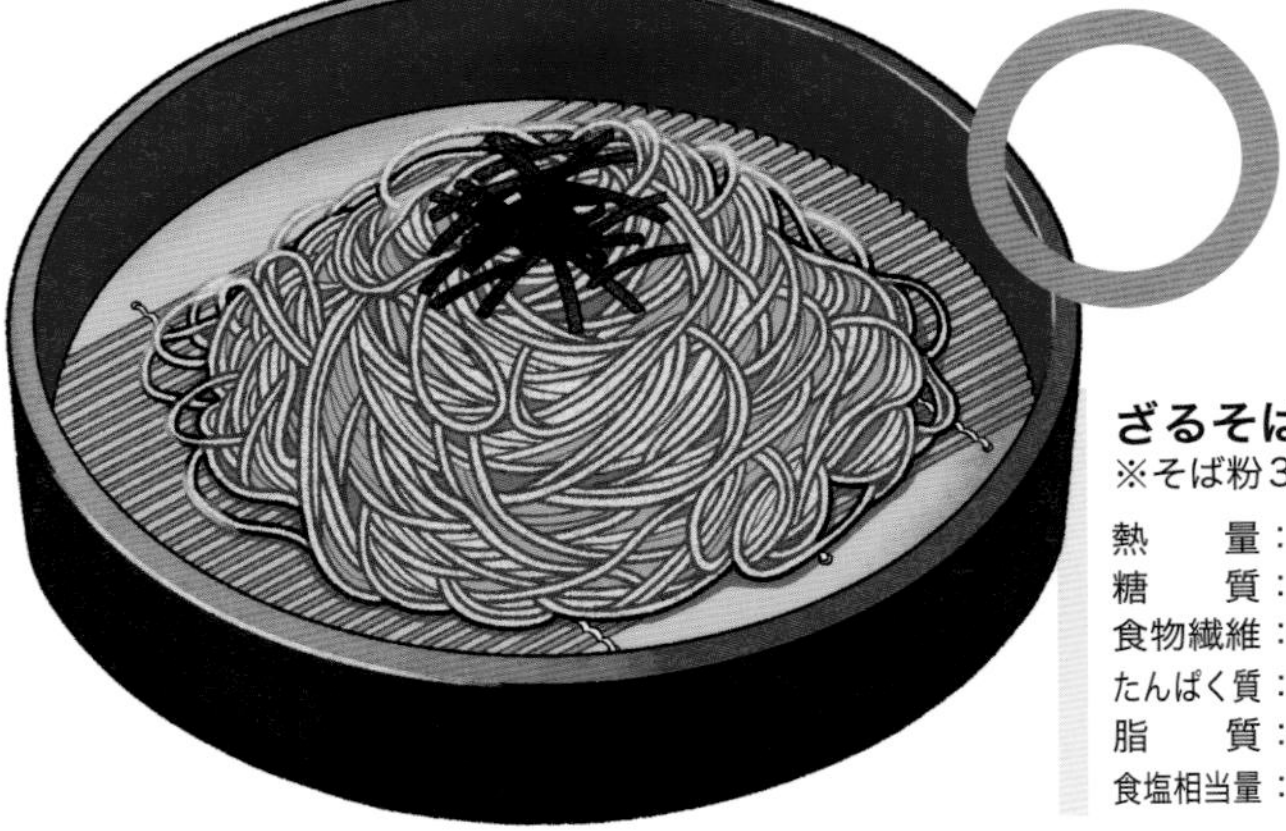

ざるそば(266g)
※そば粉35%のもの

熱　　量：282kcal
糖　　質：49.0g
食物繊維：5.2g
たんぱく質：8.1g
脂　　質：1.5g
食塩相当量：2.7g

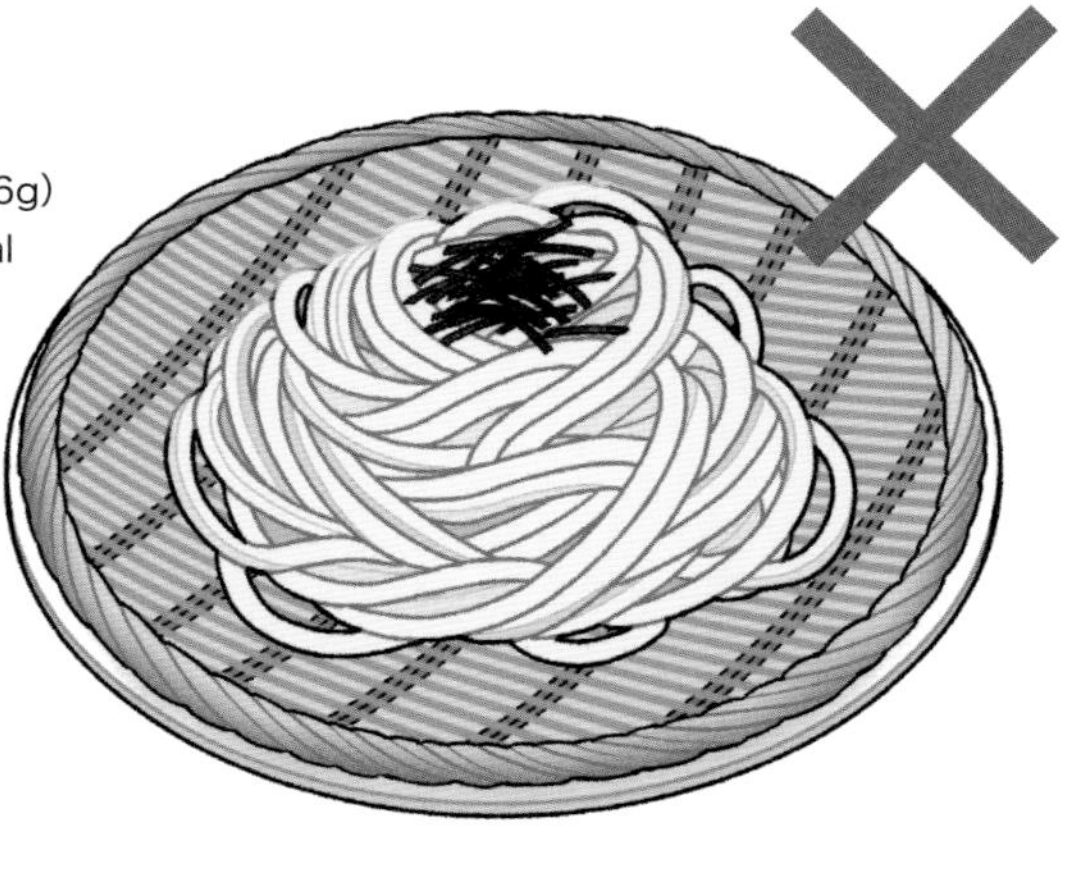

ざるうどん(266g)

熱　　量：223kcal
糖　　質：44.2g
食物繊維：2.5g
たんぱく質：5.4g
脂　　質：0.5g
食塩相当量：3.2g

両者の栄養価を比較すると、エネルギーや糖質はうどんの方が少し低い傾向です。ただし、これはそば粉の割合が35％のそばを使用した場合。小麦粉が入らないそば粉１００％の「十割蕎麦」なら、糖質はうどんより低くなることも。これは、**そば粉が小麦粉に比べて低糖質なため**です（エネルギーは大差なし）。

そばは、食後血糖値の上昇速度を示す指数GI値が59前後とうどんの62より低め。血糖値上昇が早いと、血糖値を下げるインスリンというホルモンが過剰に分泌され、脂肪の蓄積が進みます。血糖値が気になる方にはそばの方がおすすめできるでしょう。また、そばは体を作るたんぱく質や、糖をエネルギーに変えるビタミンB１をうどんよりも多く摂れることや、毛細血管の強化や動脈硬化の予防効果が期待されている、ポリフェノールの一種であるルチンが含まれるといった点からも、おすすめの食品です。

そばとうどん、どちらも糖質が低いわけではありません。エネルギーが低いからといって**麺単体で食べると血糖値はかえって上がりやすくなります**。わかめや葱などの海藻・野菜類や、月見や鴨南蛮などのたんぱく質を一緒に摂ることをおすすめします。

食べ過ぎてしまう人、よく噛まないで一気に啜って食べる人が多いことも確か。**噛まずに食べる人は糖尿病リスクも高くなります**ので注意してください。

肉うどん vs きつねうどん

脂質の差できつねうどん
ただし糖質・塩分には注意を

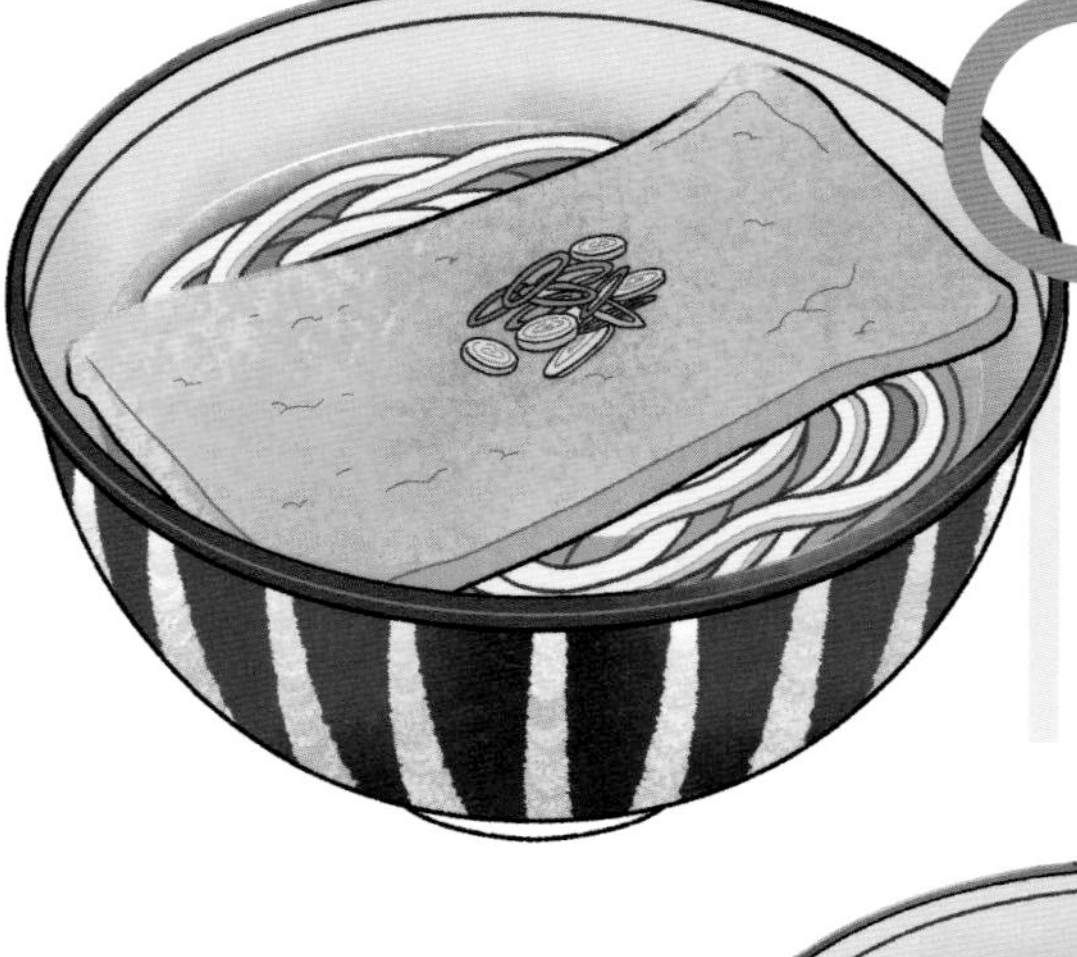

きつねうどん（570g）

熱　　量：398kcal
糖　　質：66.3g
食物繊維：3.9g
たんぱく質：12.9g
脂　　質：7.0g
食塩相当量：5.4g

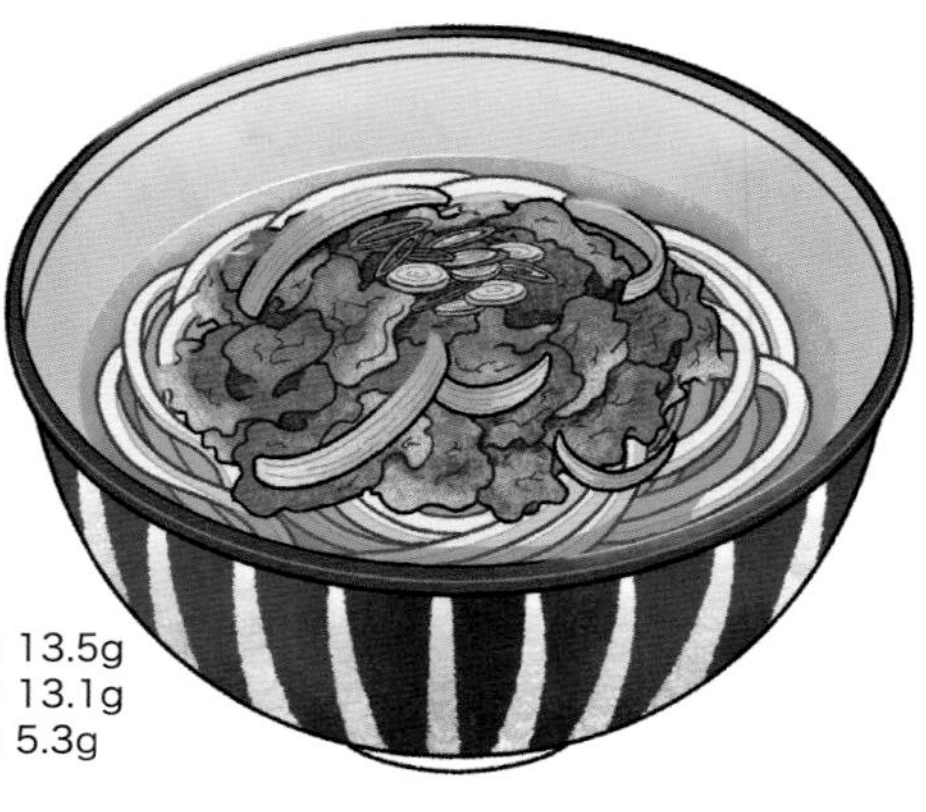

肉うどん（585g）

熱　　量：456kcal
糖　　質：63.0g
食物繊維：3.4g
たんぱく質：13.5g
脂　　質：13.1g
食塩相当量：5.3g

肉うどんやきつねうどんは、うどんの中ではエネルギーの高めなメニューですが、炭水化物がメインになりがちなうどんメニューにおいて、どちらも**たんぱく質がしっかり摂れる**のは嬉しいポイントです。

肉うどんときつねうどんを比較すると、配合にはよるものの、どちらも同程度の糖質や食物繊維量ですので、脂質で比べてみます。きつねうどんに使われる油揚げは通常は脂質が高めなのですが、作る過程である程度油抜きがされており、肉うどんに比べてだいぶ低脂質になっています。加えて、脂質の質をみても、肉うどんの肉の脂身が含む動物性油脂には、血液中の悪玉コレステロールを増やし動脈硬化を進める飽和脂肪酸が多く含まれるので、摂り過ぎは避けたいです。こうした理由から、きつねうどんに軍配が上がります。

しかし、覚えておいていただきたいのは、きつねうどんは油揚げの甘辛い味付けに使用する醤油やみりん、砂糖によって、意外にも**糖質や塩分量が高い**こと。その量は肉うどんと並びます。汁にも塩分を始めとする調味料が多く含まれるため、残すことが望ましいです。

塩分の多い食事は高血圧や体重増加の原因になり、糖尿病のリスクを上昇させます。また、前の項目でも述べたように、よく噛んで食べることも大切です。

海老天 vs かき揚げ

たんぱく質・糖質の差で海老天に軍配

海老天（28g）
熱　　量：51kcal
糖　　質：1.5g
食物繊維：0.1g
たんぱく質：5.0g
脂　　質：2.9g
食塩相当量：0.1g

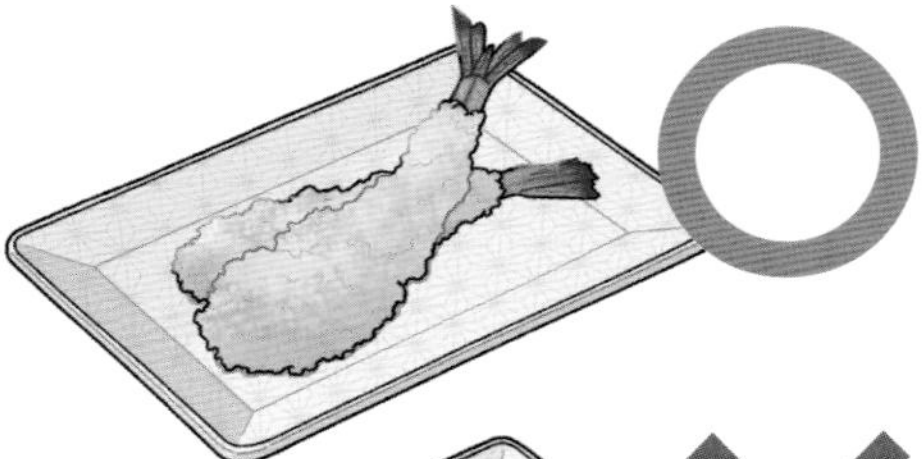

かき揚げ（52g）
熱　　量：96kcal
糖　　質：6.0g
食物繊維：0.7g
たんぱく質：3.1g
脂　　質：6.6g
食塩相当量：0.3g

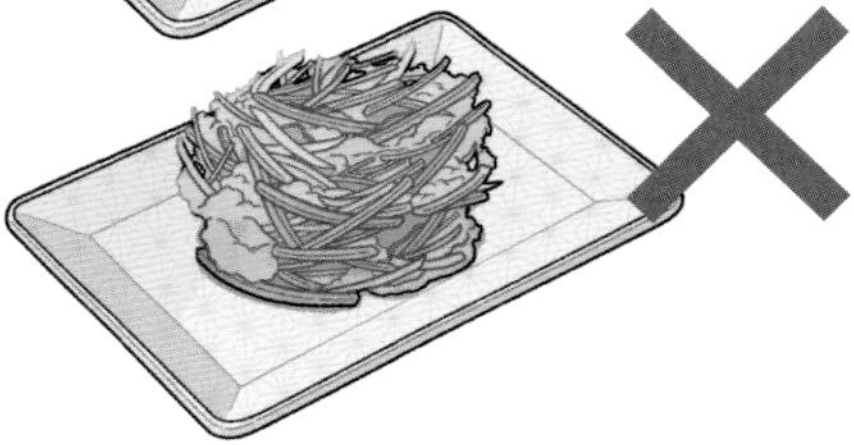

えびは**たんぱく質が多い**食材。たんぱく質は消化吸収の速度をゆっくりにし、急な血糖値上昇を抑えられるのが良い点です。

かき揚げはほとんどが衣で、その吸油率は40%。**1個食べると3日分以上の油を摂っている計算**です（1日の油量目安＝10g）。さらに野菜の方が油を吸うことから、野菜天がヘルシーという認識はNGです。カロリーオーバーになりやすくおすすめできません。天ぷらしかないときは海老天、イカ天、かしわ天、どれか1つまでをルールにできると良いでしょう。体積を大きくするために、肝心の具材よりも衣の割合が大きい揚げ物もよく目にします。摂り過ぎには注意しましょう。

colmun《コラム》1

朝ごはんは抜かない方がいい？1日1食なら太らない？

血糖値の乱高下がおこりやすい上、栄養も偏りがちに

朝食や昼食を抜くと、エネルギーや糖質を摂るタイミングが減るわけですから、一見太りにくいように思えます。しかしながら、実はそう簡単な話ではありません。

朝食を抜くと、昼食前までの血糖値は低いままですが、昼食後には一気に血糖値が上昇することが分かっています。朝食だけではなく、朝食、昼食とも抜くという〝一日一食派〟の方も最近多く見られますが、この場合も夕食後には、朝食だけ抜いた場合よりも、さらに血糖値の上昇速度が速くなる傾向があり、血糖の乱高下を招きやすくなります。欠食することで、次に食べた時にはその分しっかりと糖を吸収しようとするため、食後の血糖値がより上がりやすくなるというわけです。

こうした食後高血糖は、大量のインスリンが分泌され、脂肪が蓄積しやすくなります。たとえ一日の摂取エネルギーを同じにしたとしても、食事回数が少なくなるほど体脂肪が蓄積しやすく、肥満を招いたり、糖尿病になるリスクを高めることが知られています。朝食や昼食の欠食は望ましくないと言えるでしょう。

最初に摂る食事（ファーストミール）は、次に摂る食事（セカンドミール）の血糖値上昇にも影響するという考え方（「セカンドミール効果」）があります。例えば、朝食で食物繊維やたんぱく質を意識した食事を摂ると、朝食後のみならず、昼食後の血糖値上昇も抑えられるというものです。

朝食は、抜くよりも摂るべきです。また、おにぎりのみよりも納豆卵かけごはん、食パンとコーヒーのみよりもハムトーストにカフェオレというように、主食にたんぱく質を加えて摂るようにしましょう。

欠食による血糖値の変化

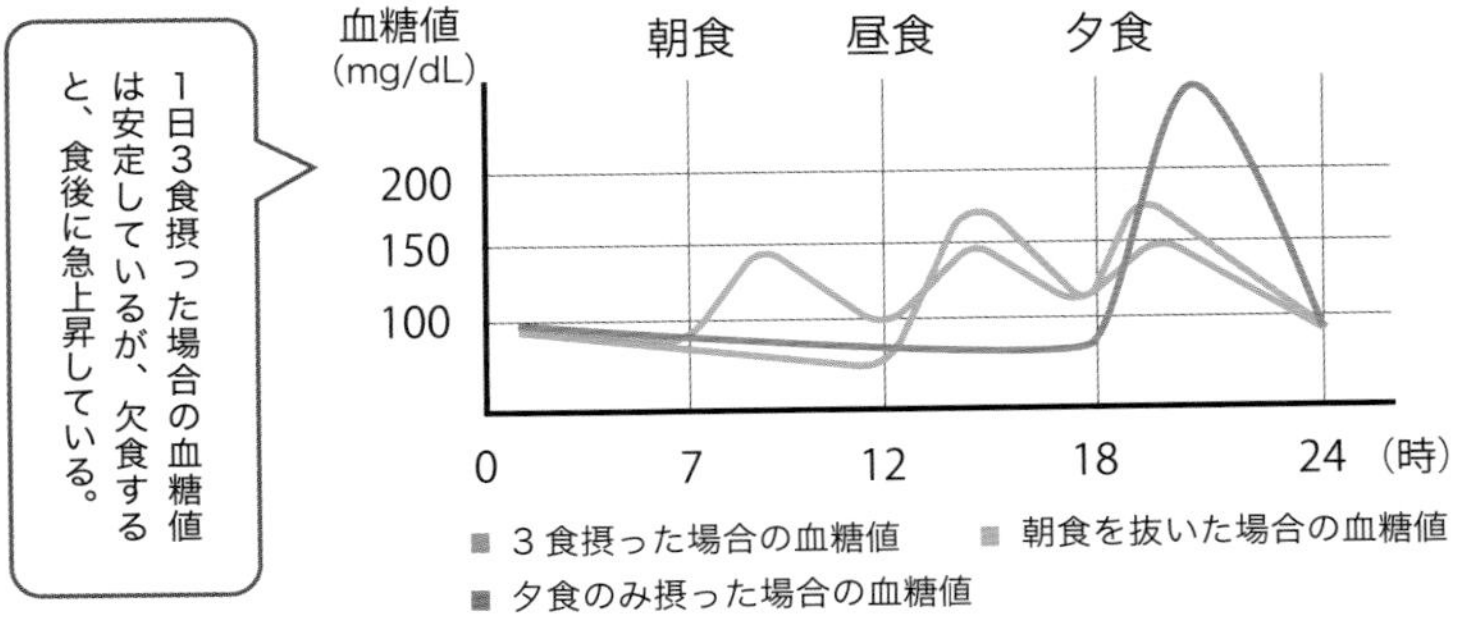

■ 3食摂った場合の血糖値　■ 朝食を抜いた場合の血糖値
■ 夕食のみ摂った場合の血糖値

※血糖値の変動には個人差があります。

外食編 ②

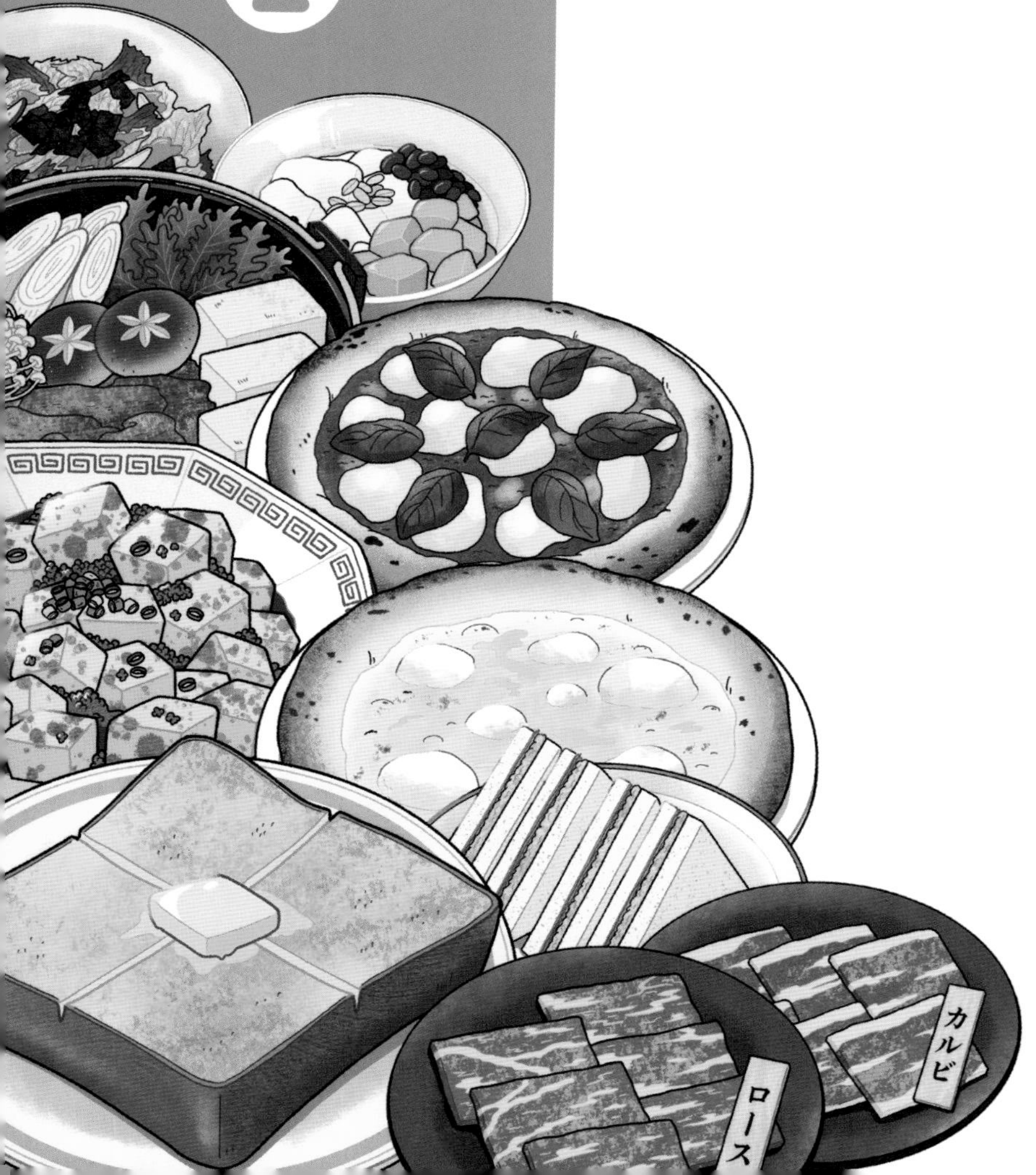

ナポリタン vs カルボナーラ

高エネルギー高脂質でも、血糖値上昇は緩やか
ナポリタンは糖質に注意

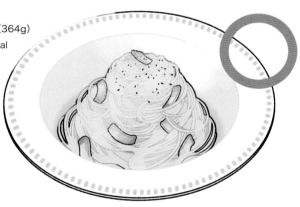

カルボナーラ(364g)
熱　　量：676kcal
糖　　質：63.3g
食物繊維：7.0g
たんぱく質：22.7g
脂　　質：33.4g
食塩相当量：4.6g

ナポリタン(360g)
熱　　量：605kcal
糖　　質：71.5g
食物繊維：8.4g
たんぱく質：14.5g
脂　　質：27.3g
食塩相当量：4.2g

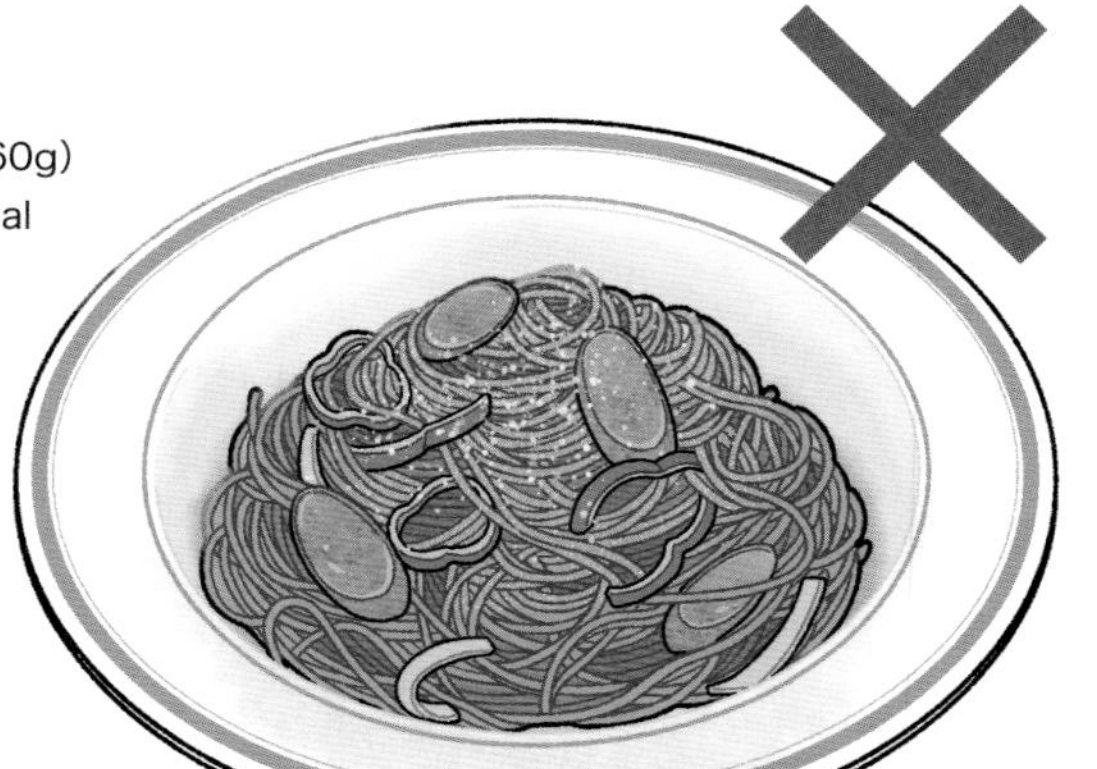

エネルギーが高めなのはカルボナーラですが、血糖値が上がりやすいのはナポリタンです。主な理由はソースに多く使われるケチャップで、含まれる糖質量は100g中24g、つまり約4分の1が糖質です。一方のカルボナーラは、生クリームやベーコン、卵を使うため、動脈硬化を招く飽和脂肪酸脂質が高い点には要注意ですが、糖質の吸収に関して言えば、脂質により上昇スピードが緩やかになり、血糖値スパイク（P8参照）を起こしにくいメニューです。

麺単体での盛り付け重量は、1人前200g～250gが一般的。少なめの200g（乾麺80g相当）を盛り付けた場合でも、糖質量は58gです。同じ重量の白米の糖質量（71g）よりはやや下回りますが、決して低い値ではありません。

しかし、パスタは他の主食類と比べると、じつは血糖値が上がりにくい低GI食品だということは注目に値します。精白米（GI86）、うどん（GI62）、食パン（GI74）と比べ、パスタのGI値は46。とはいえ糖質量はしっかりありますので、パンなど糖質の追加は避け、ツナや卵のサラダでパスタに不足しがちなタンパク質を補いましょう。

手作りするのであれば、麺を全粒粉パスタや糖質オフパスタにしてみるのも良いでしょう。また、アルデンテに仕上げて歯ごたえを出せば、よく噛んでゆっくり食べることにつながりますし、GI値はさらに低くなります。

マルゲリータ vs クアトロフォルマッジ（チーズピザ）

糖質は主に生地由来
血糖値上昇を遅らせる具材を選択

クアトロフォルマッジ（216g）
熱　　量：722kcal
糖　　質：51.5g
食物繊維：2.3g
たんぱく質：30.9g
脂　　質：44.8g
食塩相当量：3.2g

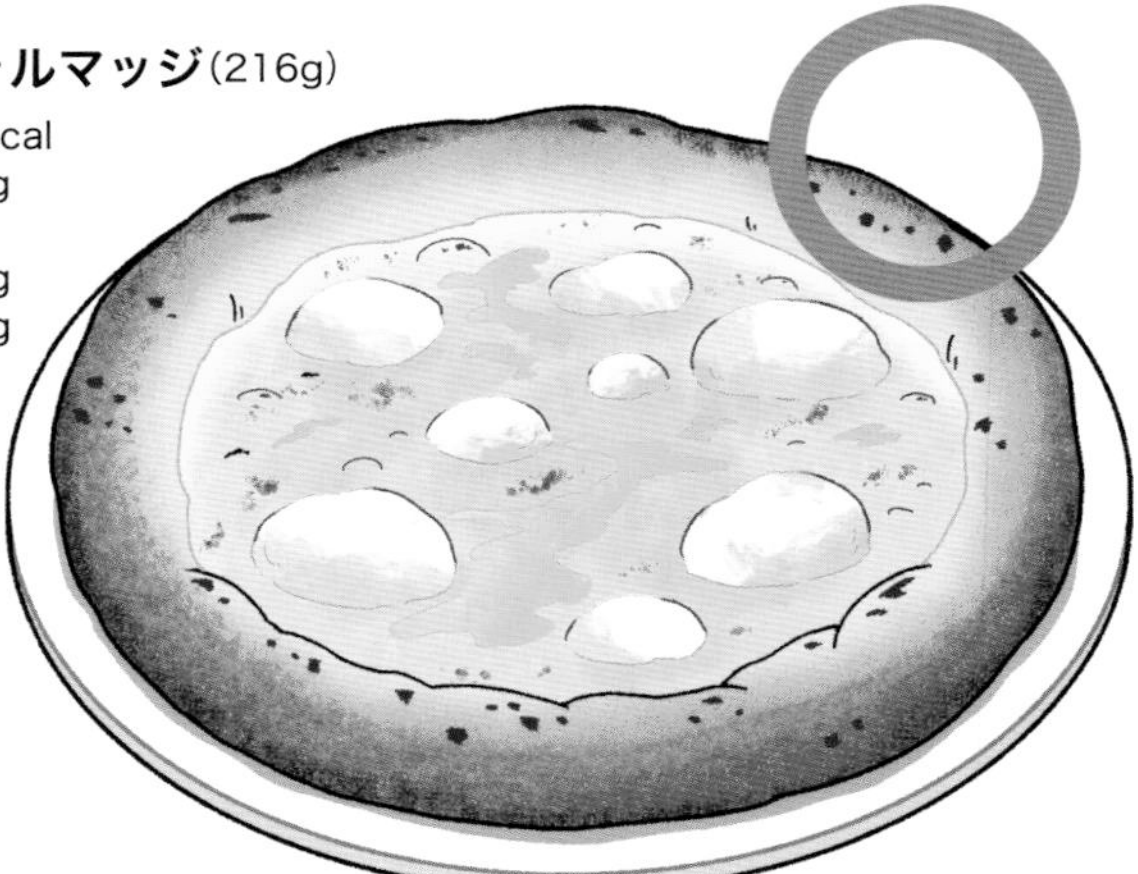

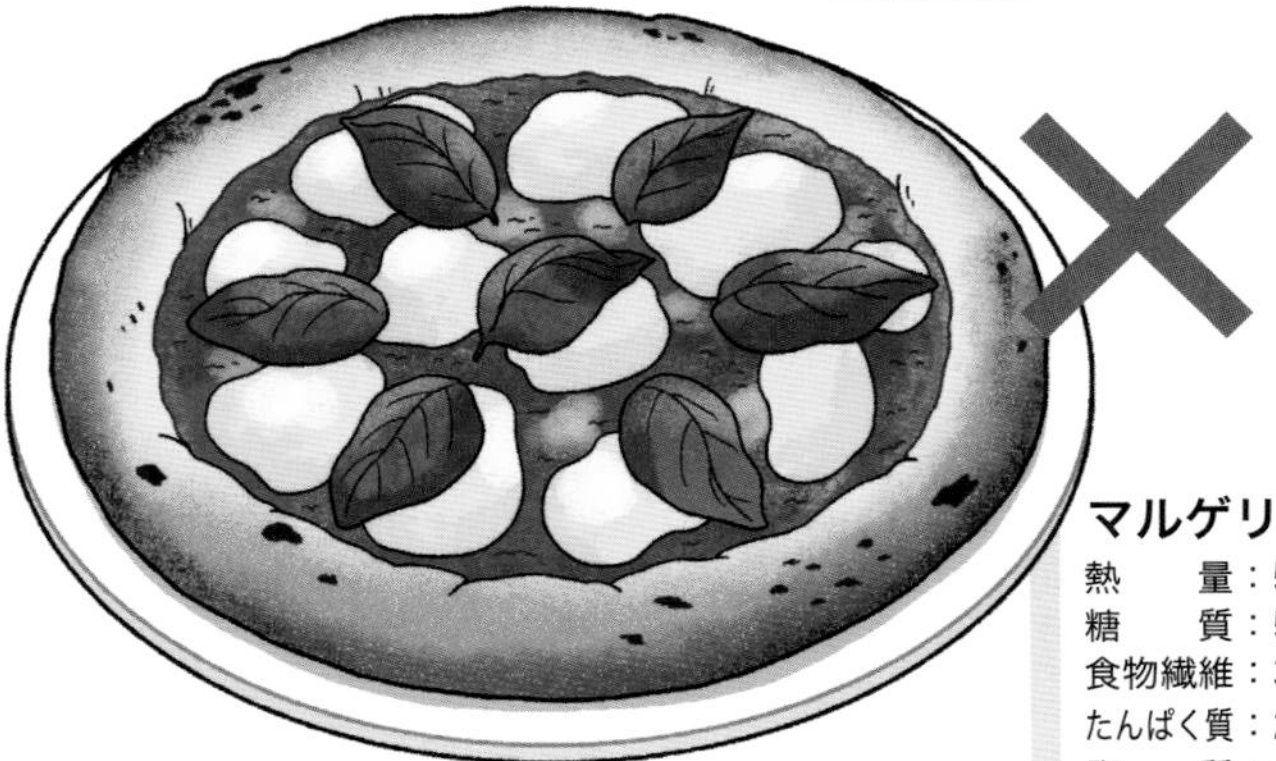

マルゲリータ（182g）
熱　　量：548kcal
糖　　質：54.2g
食物繊維：3.7g
たんぱく質：21.0g
脂　　質：28.0g
食塩相当量：2.4g

小麦粉から生地を作るピザは、どれも糖質がそこそこあります。1人前のピザ生地1枚（100g・19cm程度）には、およそ50g弱の糖質が含まれています。**ピザ全体の糖質の9割がこの生地に由来しており、具材の糖質量はそれほど高くありません。**したがって、両者の糖質量に大きな差はないのですが、強いて言えばマルゲリータが多少高い値です。

これは、マルゲリータに含まれるトマトソースが理由です。トマトソースは100g中20g程度が糖質で、トマトを煮詰めた分だけ糖質は上がります。しかしながら、トマトに含まれる「リコピン」は、血糖値の上昇を抑えるホルモンであるインスリンの働きを助け、血糖値を下げるのに役立つとも言われます。このため、トマトソースは必ずしも血糖値を上げる傾向に働くばかりではなく、個人や状況によって差があると思われます。

一方、クアトロフォルマッジ（チーズピザ）の具材はほぼチーズ。チーズは**糖質の吸収速度を遅らせ、血糖値上昇を緩やかにすることが知られているたんぱく質や脂質を多く含みます。**

したがって、同程度の糖質量のピザでも、クアトロフォルマッジの方が血糖値上昇は緩やかな傾向と言えます。

ただし、飽和脂肪酸が多いためチーズの摂りすぎには気をつけましょう。

また、薄いクリスピータイプの生地を選択すると、より糖質やエネルギーを抑えられる傾向にあり、おすすめです。

コーヒー vs 紅茶

血糖値上昇抑制の効果に期待
ただしカフェインの摂り過ぎには注意

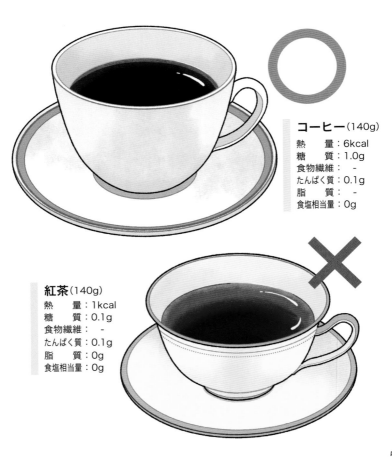

コーヒー（140g）
熱　　量：6kcal
糖　　質：1.0g
食物繊維：　-
たんぱく質：0.1g
脂　　質：　-
食塩相当量：0g

紅茶（140g）
熱　　量：1kcal
糖　　質：0.1g
食物繊維：　-
たんぱく質：0.1g
脂　　質：0g
食塩相当量：0g

コーヒーを飲む量が多いと、**糖尿病の発症リスクが低下する**という研究結果があります。コーヒーにはストレス抑制効果があり、それが理由ではないかとも考えられています。また、クロロゲン酸というポリフェノールの一種には抗酸化作用があり、血圧の降下や体脂肪の減少に効果的だとも言われています。継続的、また、食事と一緒の摂取が血糖値上昇を抑え、糖尿病予防に有効だと言われています。

ただしその一方で、**カフェインを過剰に摂取すると、インスリンの作用に働きかけ、血糖値が上がりやすくなる**とも言われています。カフェインにより分泌されるアドレナリンというホルモンが血糖値を上げやすくします。興奮状態が続き、心拍数が増したり血圧が上がったりして、不眠やめまいなどの症状を引き起こすこともあります。

このように、かえって健康上の悪影響になり得ますので、健康な人では1日3杯程度までが目安です。それでもさらに飲みたいときは、デカフェやカフェインレスのコーヒーを選択するとよいでしょう。これらはカフェやコーヒー豆の販売店での取り扱いもぐんと増えており、味のレベルも上がっています。

また、缶コーヒーなど、**もとから糖が入って売られているものには注意が必要**です。「加糖」コーヒーは1缶あたりスティックシュガー4本分、「微糖」でも2本分含まれますので「無糖」と記載されている商品を選択するのが望ましいでしょう。

バタートースト vs ツナサンド・卵サンド

パンの厚みと具材の有無が血糖値の上がりやすさに影響

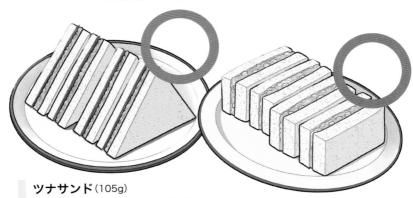

ツナサンド（105g）

熱量：318kcal　たんぱく質：9.9g
糖質：13.4g　脂質：23.5g
食物繊維：1.3g　食塩相当量：1.1g

卵サンド（101g）

熱量：257kcal　たんぱく質：8.3g
糖質：13.5g　脂質：17.6g
食物繊維：1.3g　食塩相当量：0.9g

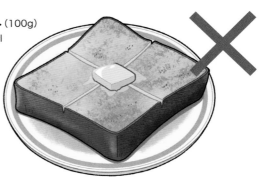

バタートースト（100g）

熱量：293kcal
糖質：38.0g
食物繊維：3.8g
たんぱく質：6.7g
脂質：10.8g
食塩相当量：1.3g

ツナや卵のサンドイッチは、パンにバターを塗った上、マヨネーズなどの高エネルギーな具材も入ることから、トーストよりも脂質などが高くなりますが、実は血糖値が上がりにくいメニューです。**たんぱく質と脂質が適度にあることで、糖質の吸収が穏やかになりやすいのです。**

加えて、サンドイッチはたんぱく質も一緒に摂れるため、栄養バランスも整いやすいのが良い点です。さらに栄養バランスを整えるためには、フルーツやヨーグルトをプラスすると良いでしょう。

一方の**バタートーストはサンドイッチよりも食パンが厚めなので、糖質はそれだけ高めになります。**トーストのみを単体で食べるよりも、バターをつけた分だけ血糖値の上昇速度は遅めになりますが、それでも厚切りパンの比重が高く、糖質の吸収の穏やかさではサンドイッチには及びません。

サンドイッチに使われる食パンは、厚さもそれぞれ。耳なしのサンドイッチ用パン12枚切りの場合は、1枚の糖質量は6・6gで、それを2枚使うサンドイッチは13・2gとさほど多くはありません。

ところが、耳付きの6枚切りを使った場合の糖質は2枚で50・6gと跳ねあがります。**パンの厚みによって糖質量が変わる**ことに注意しましょう。

麻婆豆腐 vs 回鍋肉

どちらも糖質は高くないが、
早食い、食べ過ぎには要注意

回鍋肉（200g）

熱　　量：320kcal
糖　　質：9.4g
食物繊維：2.6g
たんぱく質：10.2g
脂　　質：26.0g
食塩相当量：2.5g

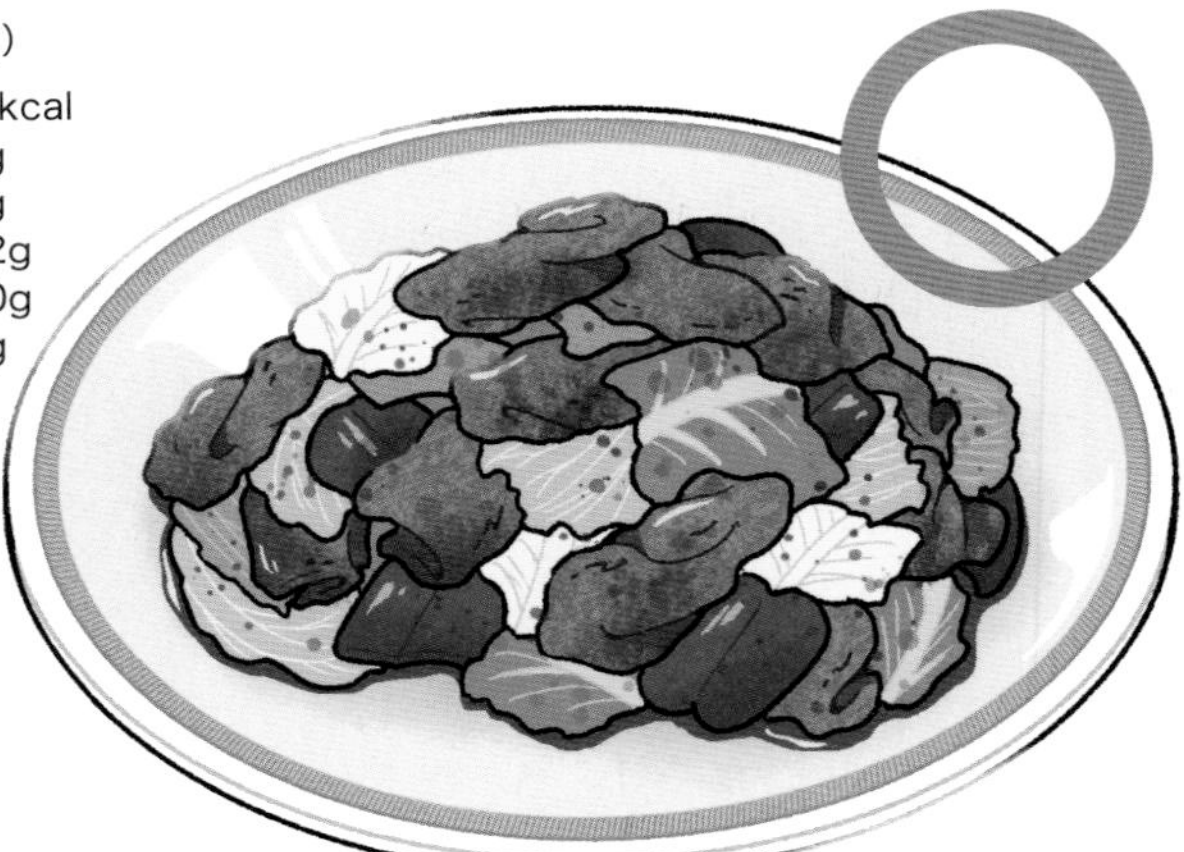

麻婆豆腐（200g）

熱　　量：276kcal
糖　　質：5.7g
食物繊維：2.0g
たんぱく質：15.6g
脂　　質：21.1g
食塩相当量：3.0g

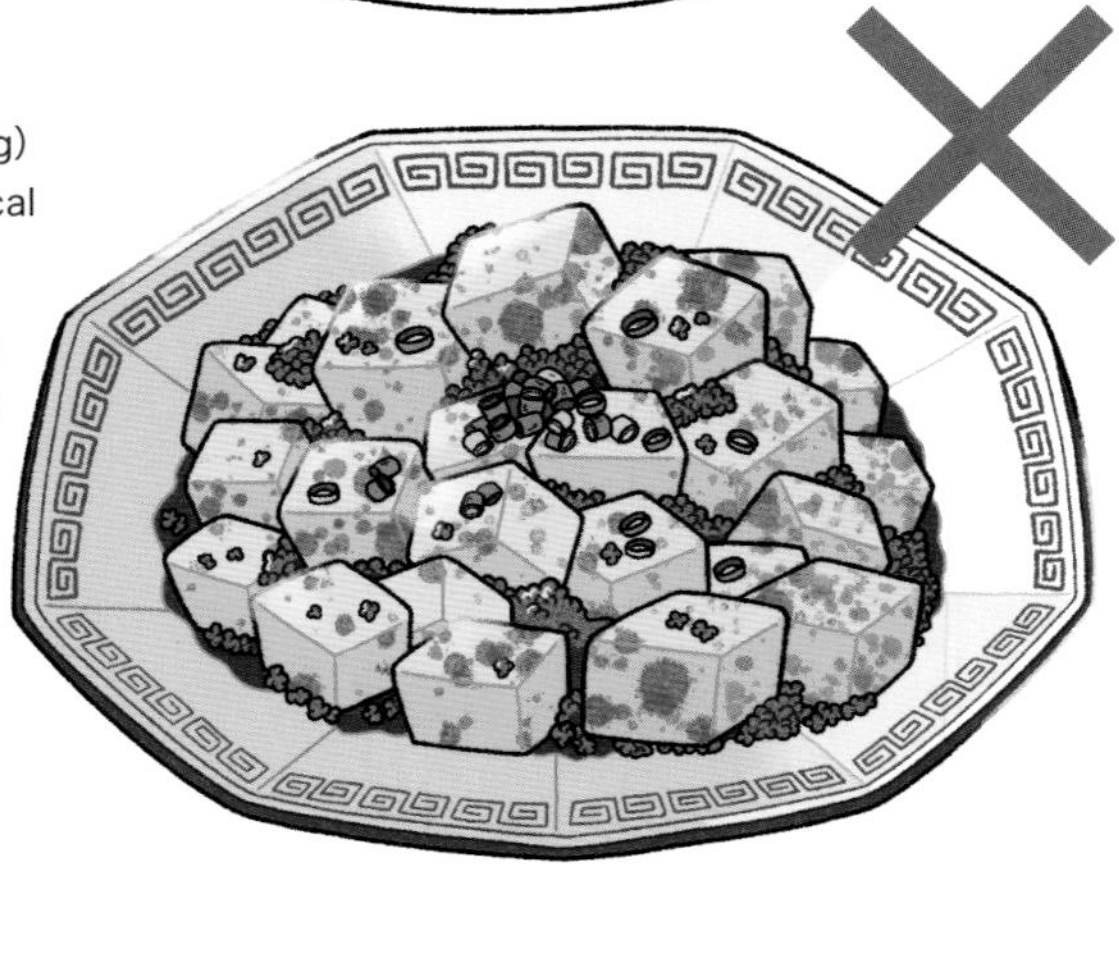

麻婆豆腐も回鍋肉も、野菜やたんぱく源がメインなので、糖質量が気になる材料は調味料の砂糖やとろみづけの片栗粉程度です。**脂質やたんぱく質もしっかりとあり、食べ方に気をつければ血糖値上昇は緩やか**でしょう。

その他の栄養価も絶対的な差はないのですが、回鍋肉の良い点としてひとつ言えるのは、**野菜が多いこと**。麻婆豆腐は細かなひき肉や柔らかい豆腐を餡でつなげており、**必然的に噛む回数が減って早食いになりがち**ですが、回鍋肉は肉も麻婆豆腐より大きく、キャベツやピーマンなど歯ごたえのある野菜がしっかりした咀嚼を促してくれます。早食いをすると、満腹中枢が血糖値の上昇を感知し満腹感を感じるよりも先にたくさん食べ過ぎてしまいます。**最低でも15分はかけて食べましょう**。また、早食いにより血糖値が急上昇すると、インスリンを出す臓器であるすい臓が疲弊し、血糖コントロールが上手くいかなくなる可能性もあります。しっかり噛むことでインスリンの分泌が促され、血糖値の上昇を抑制します。

中華料理全般に言えることですが、脂質は高めです。その分血糖値の上昇速度は緩まりますが、摂り過ぎには要注意です。

麻婆豆腐のひき肉も、回鍋肉の豚バラ肉も飽和脂肪酸を多く含み、摂り過ぎは血中総コレステロールの増加につながります。手作りする場合は、赤身肉のような脂質の少ない部位を選び、シメジやニラなどの具を加えて食物繊維を足すとよいでしょう。

餃子 vs シュウマイ

皮の大きさや調理方法からシュウマイの勝利

シュウマイ（120g）
熱　　量：229kcal
糖　　質：21.4g
食物繊維：1.6g
たんぱく質：9.0g
脂　　質：10.4g
食塩相当量：1.6g

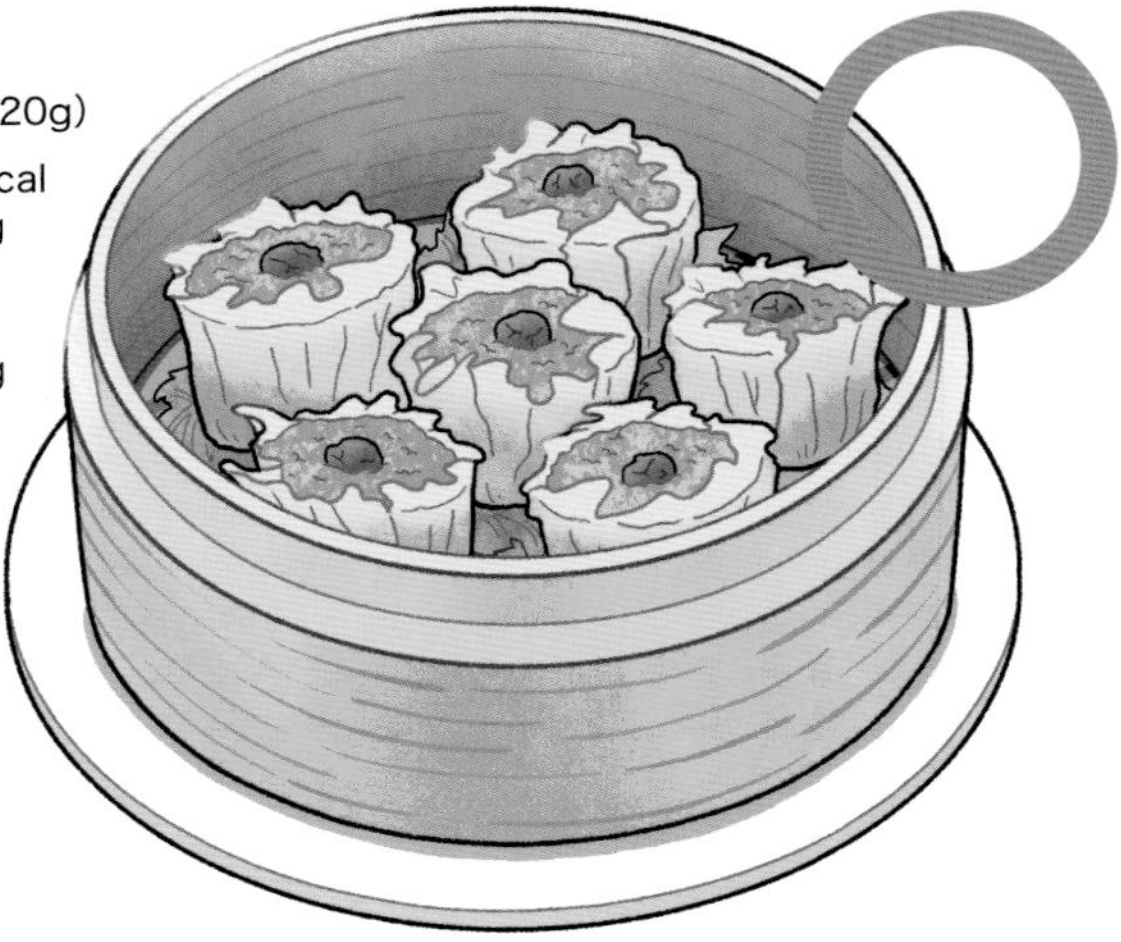

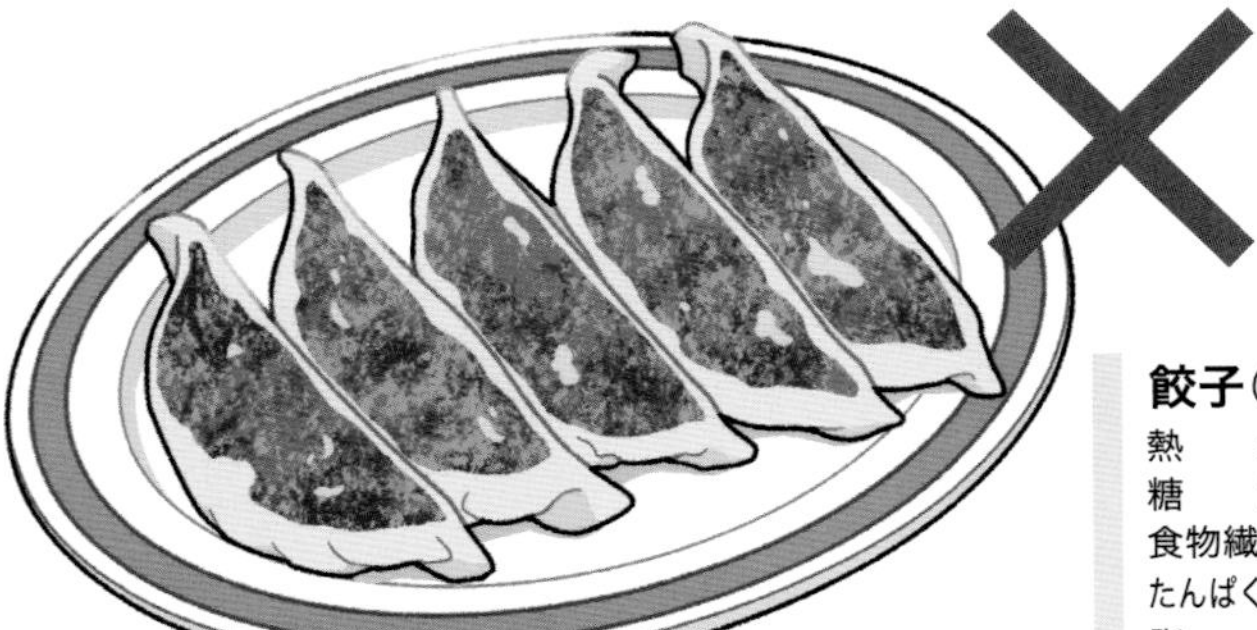

餃子（120g）
熱　　量：251kcal
糖　　質：25.0g
食物繊維：1.4g
たんぱく質：7.0g
脂　　質：12.0g
食塩相当量：1.4g

餃子もシュウマイも、糖質のほとんどが皮に含まれています。そして、小麦粉からなる皮の栄養成分はどちらもほぼ差がありません。

餃子の皮（1枚重量4g）の方がシュウマイの皮(1枚重量3g)よりも大きいことに加え、**肉だねに対する皮の比重が餃子の方が大きい**傾向にありますので、同じ数や重さで比較した場合、シュウマイの方が糖質は少なくなります。

調理法に関して言えば、油を使って焼く餃子に比べて、**蒸気で蒸しあげるシュウマイは油を使わない分、エネルギーや脂質が餃子よりもやや少ない**傾向にあります。

そもそもシュウマイは肉だねに脂身を多く含むことから、脂質は少なくないのですが、脂質は血糖値の上昇速度を緩やかにしてくれるという良い面もあります。もちろん食べ過ぎには注意ですが。

意識していただきたいのは、おかずとしての食べ方です。皮に糖質が多いことを念頭に置き、餃子とご飯のセットは避けた方が良いでしょう。**餃子を5個食べるときは、ご飯茶碗3分の1杯(50g)分を減らすことで調整**しましょう。また、シュウマイを食べる前に野菜サラダなどを取り入れることもおすすめです。

なお、手作りする場合は、具材の野菜比重を多くすれば、食物繊維は上がり、脂質やエネルギーは下がりますので、いろいろ工夫してみると良いでしょう。

杏仁豆腐 vs 豆花 vs マンゴープリン

どれも比較的摂り入れやすいデザートであるものの、
エネルギー、糖質、たんぱく質の値に差が出た

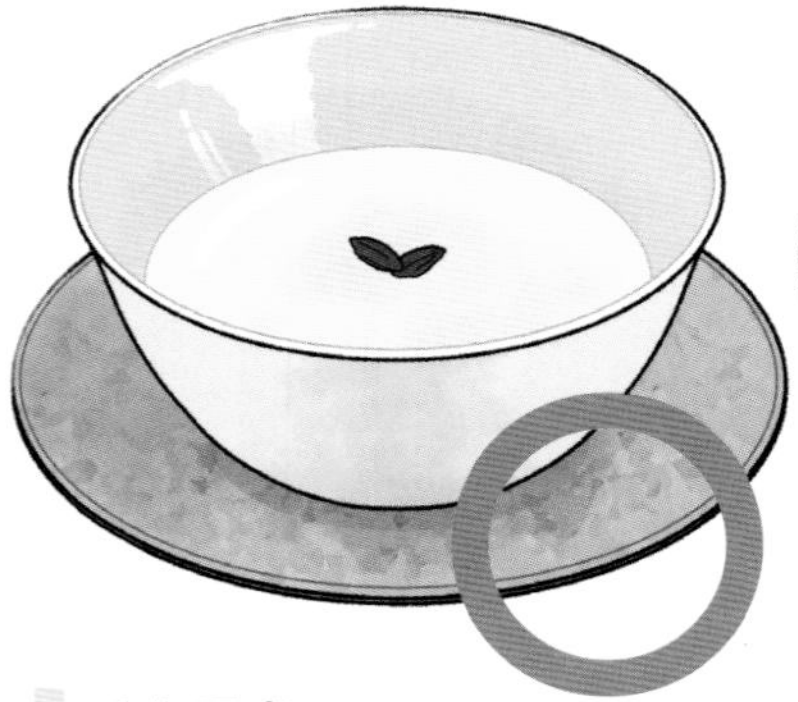

杏仁豆腐（100g）

熱　量：70kcal　たんぱく質：2.3g
糖　質：10.0g　脂　質：2.7g
食物繊維：0.7g　食塩相当量：0.1g

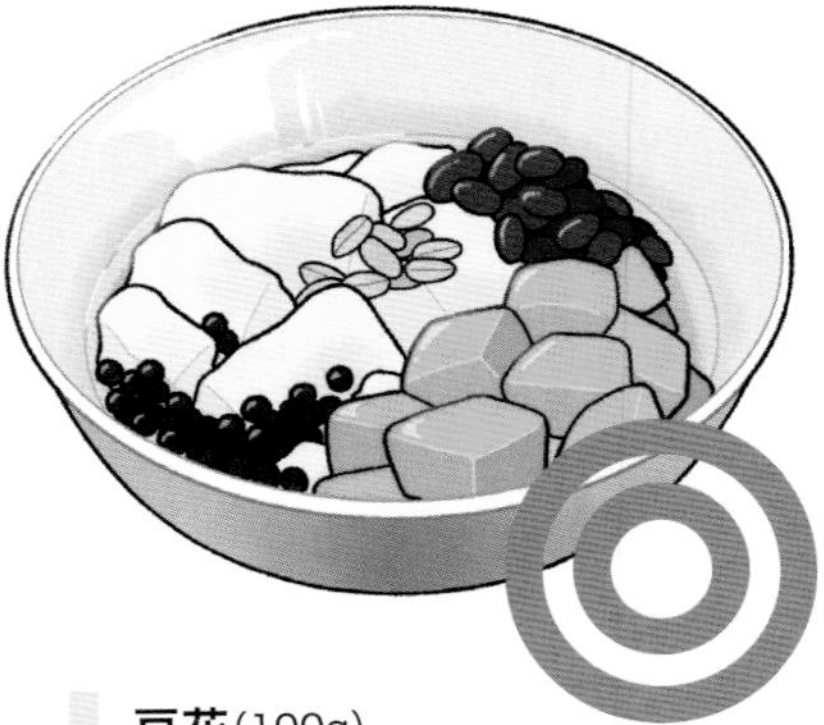

豆花（100g）

熱　量：54kcal　たんぱく質：4.1g
糖　質：4.1g　脂　質：2.6g
食物繊維：0.8g　食塩相当量：0g

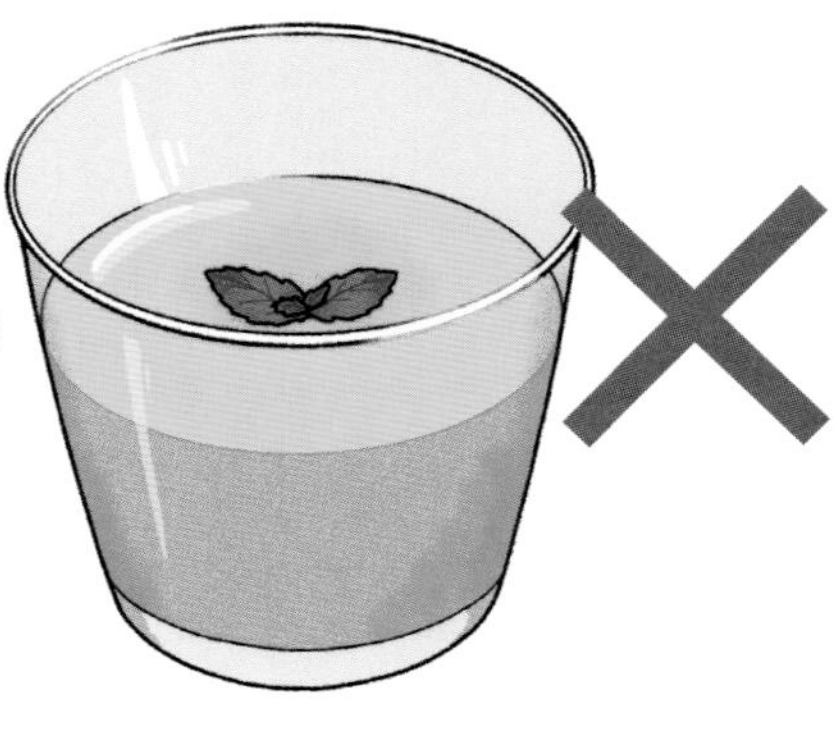

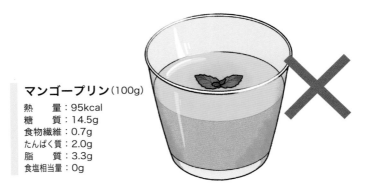

マンゴープリン（100g）

熱　量：95kcal
糖　質：14.5g
食物繊維：0.7g
たんぱく質：2.0g
脂　質：3.3g
食塩相当量：0g

血糖値が気になる方は、砂糖を多く含むデザートは基本的に控えるべきですが、食事も含めて糖質を摂りすぎないよう調整できるのであれば食べても問題ありません。**エネルギーは200kcal**まで、**糖質は10g以下**を目安にしてください。

マンゴープリンはエネルギーが低いものの、糖質が他よりも多めです。加えて、**たんぱく質や食物繊維など血糖値上昇を抑える栄養素も他の2つより少ない**のが今回の敗因です。とはいえ、同じく中華デザートの定番である胡麻団子などに比べれば、糖質、脂質、エネルギーはいずれも低く、避けるほどではありません。

杏仁豆腐は牛乳、豆花は豆乳が主な材料。どちらも血糖コントロールに有用な要素を含む点でおすすめですが、両者の100g中の栄養価を比較すると、牛乳は糖質4・8g、エネルギー61kcalであるのに対し、豆乳は糖質1・4g、エネルギー43kcalと低い数値。豆花の方がよりおすすめです。

なお、料理やお菓子に豆乳を使う場合、**「調製豆乳」**よりも**「無調整豆乳」**の方をおすすめします。調製豆乳は糖類などが加えられているのに対し、無調整豆乳は大豆のみを原材料としています。糖質やそれに伴うエネルギーも低く、高たんぱくの傾向にあります。

カルビ vs ロース vs ハラミ

糖質ではなく脂質に着目
脂身の少ない赤身肉を選択

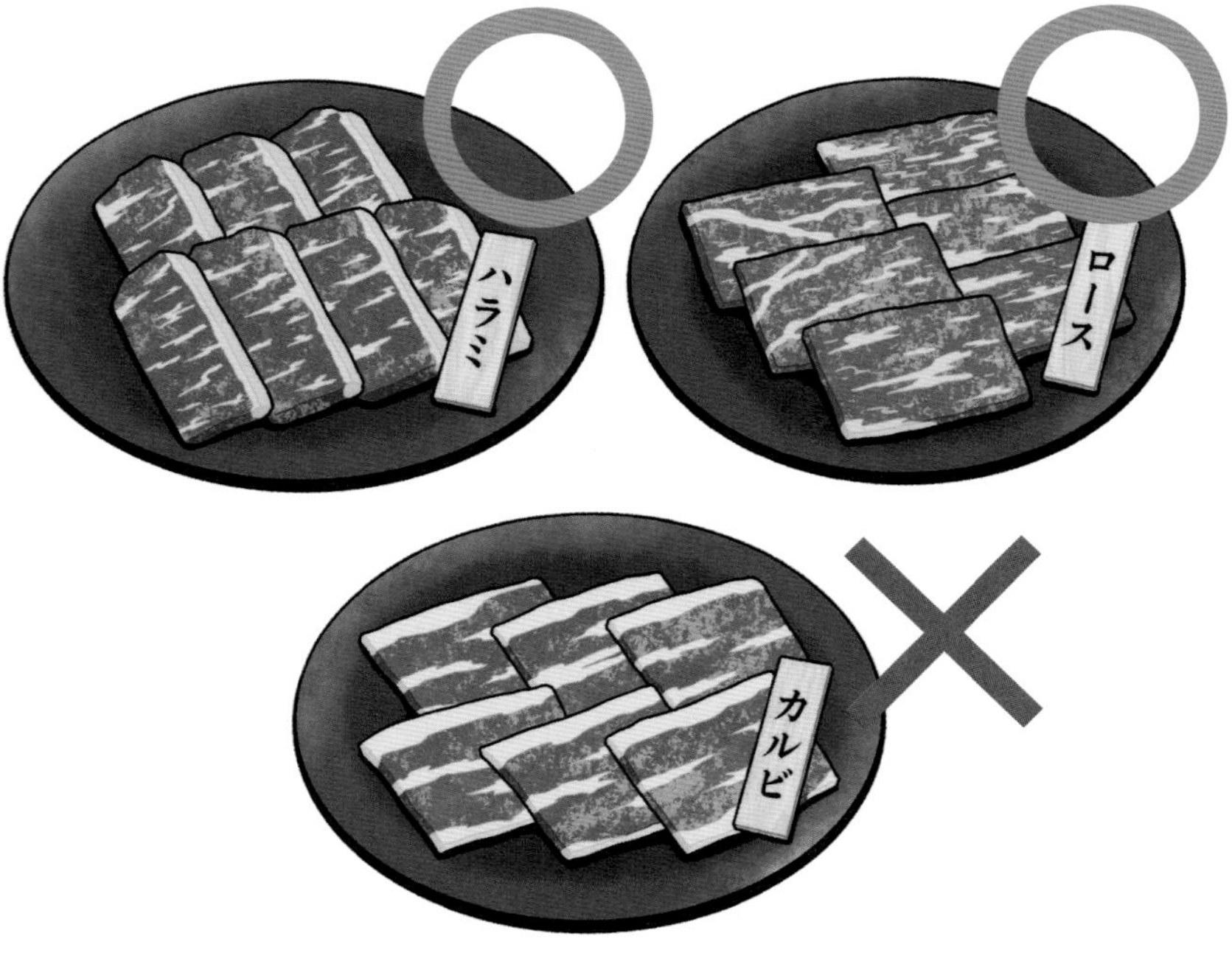

	重量	エネルギー	糖質	食物繊維	たんぱく質	脂質	食塩相当量
カルビ（和牛）	100g	472kcal	0.1g	0g	9.6g	45.6g	0.1g
カルビ（輸入牛）	100g	338kcal	0.2g	0g	14.4g	31.0g	0.1g
ロース（和牛）	100g	380kcal	0.2g	0g	11.8g	35.0g	0.1g
ロース（輸入牛）	100g	221kcal	0.1g	0g	15.1g	15.8g	0.1g
ハラミ	100g	288kcal	0.3g	0g	13.1g	25.9g	0.1g

焼肉の肉自体の**糖質はほぼゼロに近く**、単体での血糖値への影響は少ないです。一方で脂質やエネルギーは部位によって高めです。エネルギーや脂質の摂り過ぎは肥満を招き、そうした内臓脂肪の増加はインスリンの抵抗性を高めて高血糖や脂質異常症の原因となり得ますので、やはり気をつける必要があります。特に焼肉に使われる牛肉や豚肉の脂質は**飽和脂肪酸**です。摂り過ぎると血液中のＬＤＬコレステロールが増加し、その結果、循環器疾患のリスクを増加させることが知られています。日本人の男性の約35・0％、女性の約44・4％が脂質を摂りすぎているという調査結果が令和元年度の国民健康・栄養調査でも報告されていますので、意識的に気をつける必要があります。

具体的に部位の比較をしてみると、一番脂質が高く、エネルギーも高いのがカルビ。バラ肉の部分のことですが、脂質が30～45％です。

背中の部分の肉であるロースは、カルビよりは脂身が少なめですが、脂肪の多さにより脂質量は８～35％程と幅があります。

ハラミは横隔膜の部分にあたり、脂質は26％ほどです。

サシの入り方によって脂質量は変わりますが、要するに、**脂質は控え、たんぱく質の多い赤身の部位を選ぶ**のがポイントです。

和牛と輸入牛では、和牛の方が脂肪の割合が高くエネルギーも高い傾向にあります。また、焼肉のタレは糖質もエネルギーも高め。塩やレモン汁で食べることをおすすめします。

チョレギサラダ VS シーザーサラダ

糖質量と食物繊維量が決め手

チョレギサラダ（144g）

熱　　量：71kcal
糖　　質：5.0g
食物繊維：2.9g
たんぱく質：2.6g
脂　　質：3.8g
食塩相当量：2.0g

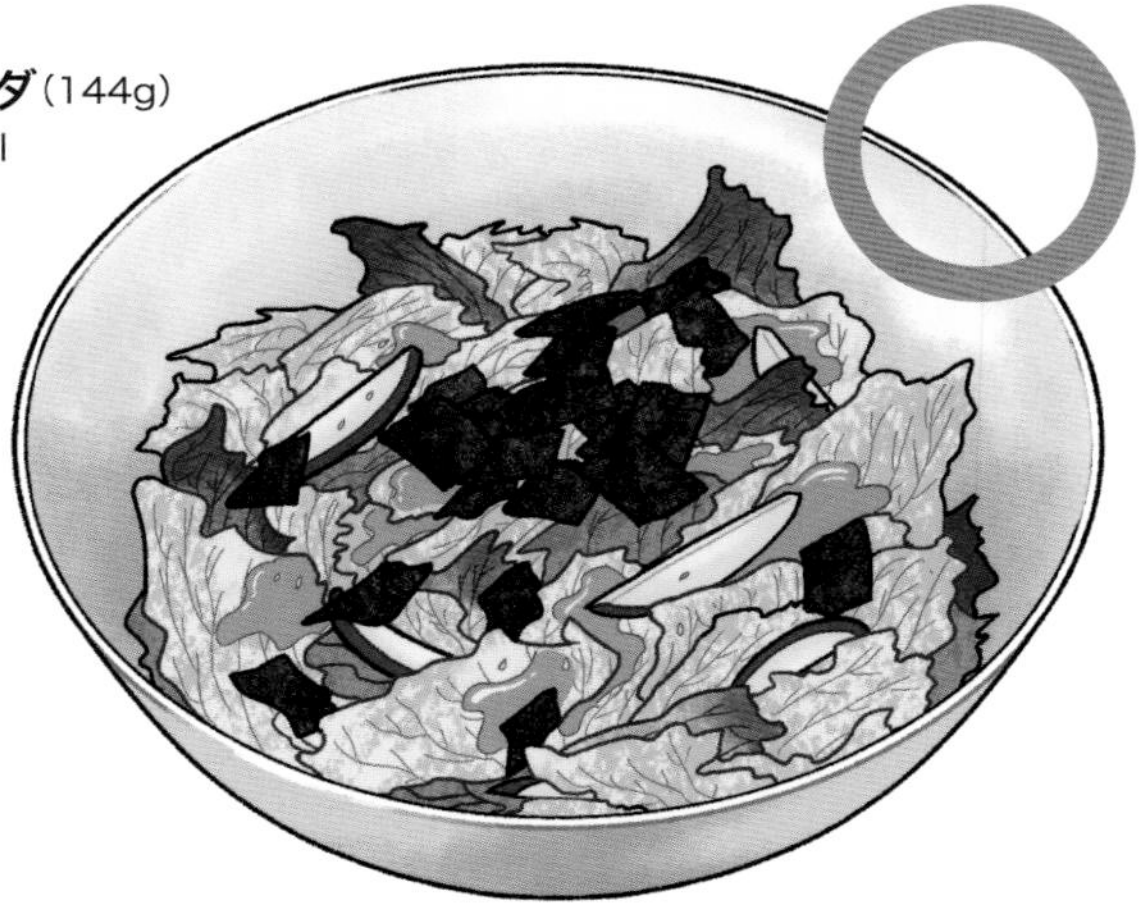

シーザーサラダ（167g）

熱　　量：223kcal
糖　　質：13.4g
食物繊維：2.0g
たんぱく質：4.4g
脂　　質：17.3g
食塩相当量：1.6g

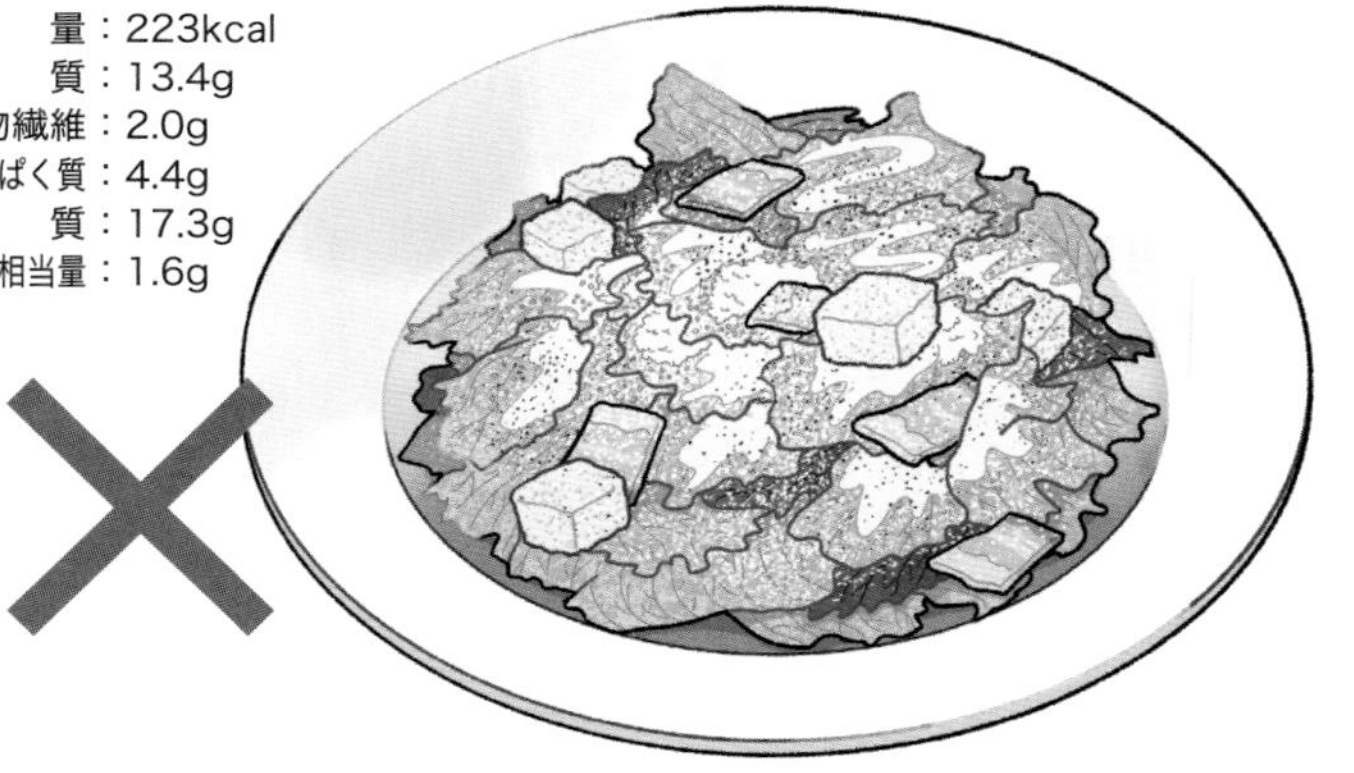

糖質はシーザーサラダが13・4g、チョレギサラダが5gと、どちらもさほど高くはないものの、食パンから成る糖質主体のクルトンが含まれるため、シーザーサラダの方がやや高い傾向にあります。加えて、**ドレッシングも甘く仕上げられている場合は意外にも糖質を多く含む**ので注意しましょう。

糖質以外の栄養素に着目すると、葉物野菜に加え、わかめなどの海藻類も入るチョレギサラダは、食物繊維が多い傾向にあります。**食物繊維は特に糖質を食べる前に摂ることで血糖値の上昇を緩やかにしてくれる**ことが知られていますし、日本人に不足しがちな栄養素でもあるので、積極的に摂りましょう。

エネルギーや脂質量を見ると、シーザーサラダはチョレギサラダに対して**エネルギーは3倍、脂質は4倍強の多さ**です。ドレッシングに使用する油のほか、ベーコンやチーズなど高脂質の食材が原因です。脂質は糖質の吸収を妨げ、血糖値の急上昇を防いでくれますが、**脂質が多い焼肉と一緒に食べる場合は摂り過ぎに注意**したいところです。

肉やご飯の合間に、サラダで野菜を摂ることは、ビタミンやミネラル、食物繊維を摂取できる点でおすすめです。定番サイドメニューのサンチュは、糖質もエネルギー、脂質も低く、焼肉の際には特におすすめできます。食物繊維を多く含むきのこ類も良いでしょう。

赤身 vs トロ

魚油に含まれるDHA・EPAは糖尿病リスクを減少
青魚もおすすめ

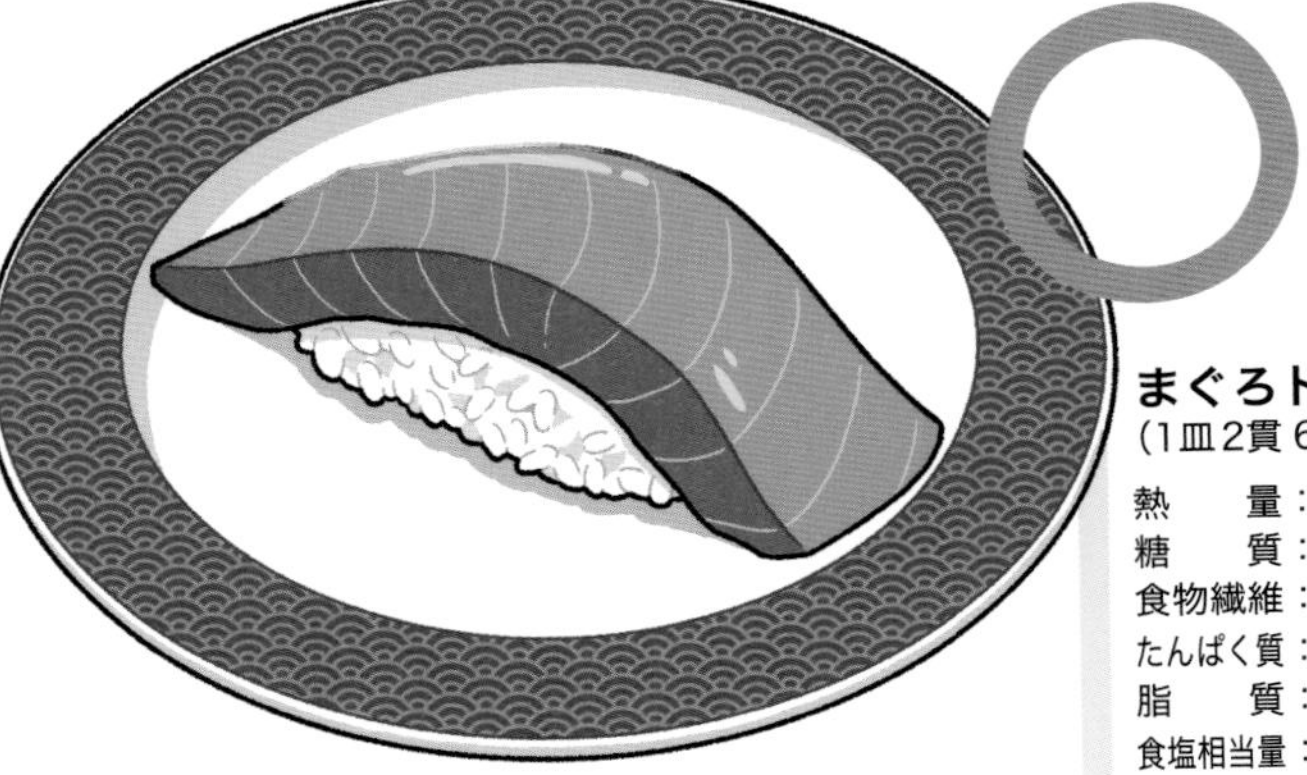

まぐろトロ
（1皿2貫 63g）

熱　　量：132kcal
糖　　質：13.2g
食物繊維：0.5g
たんぱく質：4.7g
脂　　質：5.7g
食塩相当量：0.3g

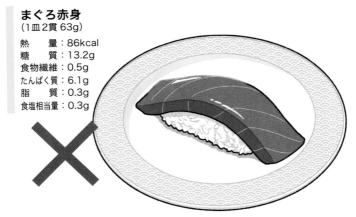

まぐろ赤身
（1皿2貫 63g）

熱　　量：86kcal
糖　　質：13.2g
食物繊維：0.5g
たんぱく質：6.1g
脂　　質：0.3g
食塩相当量：0.3g

魚に含まれる油はn-3系多価不飽和脂肪酸であるエイコサペンタエン酸（EPA）やドコサヘキサエン酸（DHA）。中性脂肪を下げ、動脈硬化を予防する働きが知られています。また、**インスリンの効き具合を改善し、糖尿病のリスクを低下させる**とも言われています。

まぐろの種類により多少差はありますが、くろまぐろ（天然）100g中のこれらの含有量を比較すると、「赤身」のDHAは120㎎、EPAは27㎎なのに対し、「トロ」にあたる脂身のDHAは3200㎎、EPAは1400㎎とかなり差があります。もちろん、摂り過ぎは肥満につながるため避けたいですが、脂質を摂るのであれば適度な魚由来の脂質はおすすめなのです。いわし、さば、さんまなどの青魚も良いでしょう。

シャリについて見てみると、お寿司1貫あたりのシャリの重さは15～20g。白米の茶碗1杯が150gですから、お寿司にすると7.5～10貫分。4、5皿食べればもうお茶碗1杯を超えてしまいます。**砂糖が多いことも落とし穴**。可能であればシャリは少なめで注文しましょう。

寿司は塩分が高いと言われますが、塩分の摂り過ぎは糖尿病リスクを増加させることが知られています。**寿司10貫の塩分は10g近くに及ぶことも**。1日の食塩摂取量の目安は、成人男性で7.5g未満、成人女性では6.5g未満。糖尿病患者さんに至っては6g未満が推奨されています。1食分はこの3分の1が望ましい量なので、意識しなければすぐに超えてしまうでしょう。醤油はネタに少しつける程度に留めましょう。

お好み焼き vs もんじゃ焼き

どちらも小麦粉メインだが糖質と野菜の量に差あり
ソースのつけすぎに注意が必要

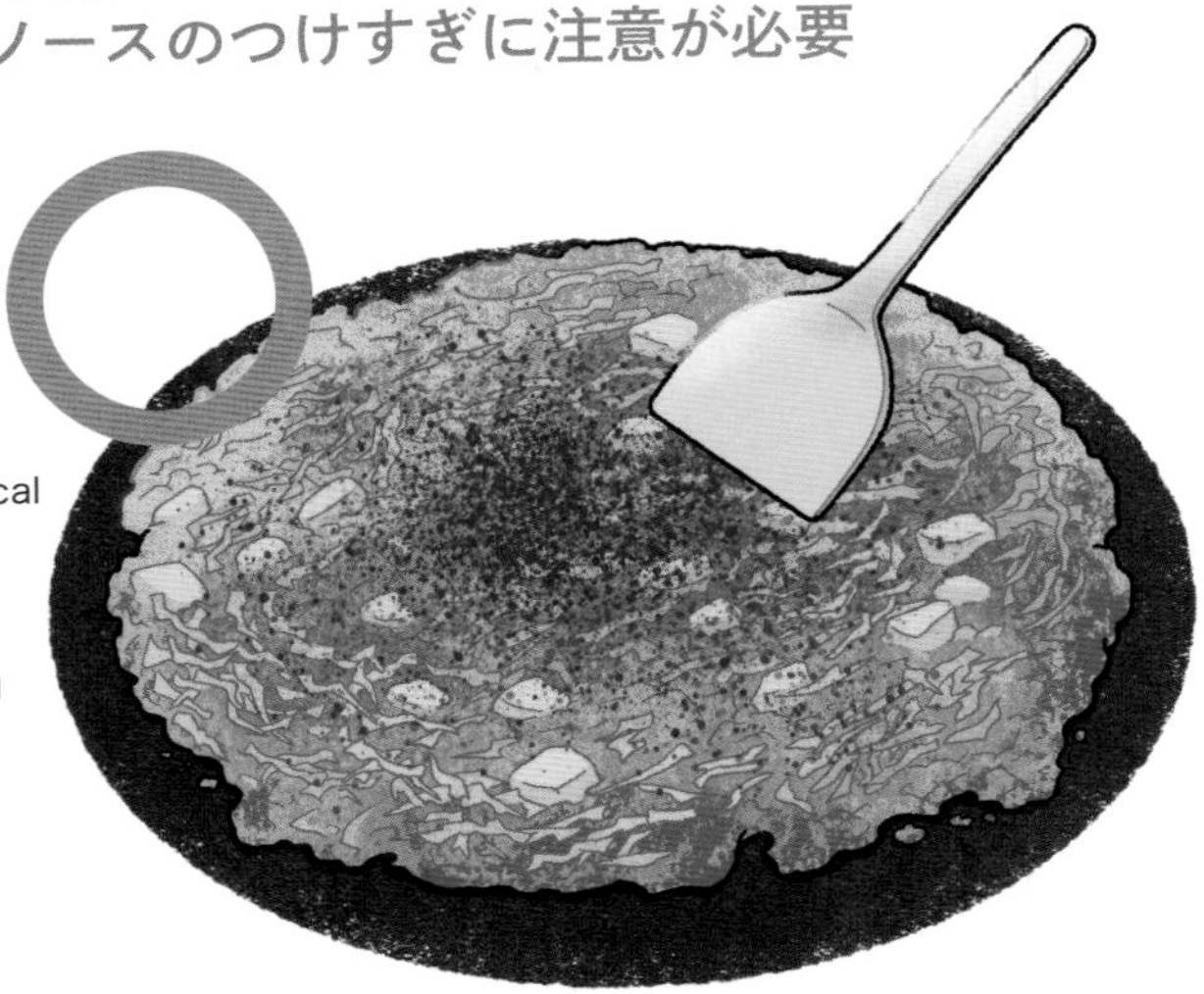

もんじゃ焼き
(525g)

熱　　量：525kcal
糖　　質：35.2g
食物繊維：4.0g
たんぱく質：9.6g
脂　　質：35.8g
食塩相当量：3.4g

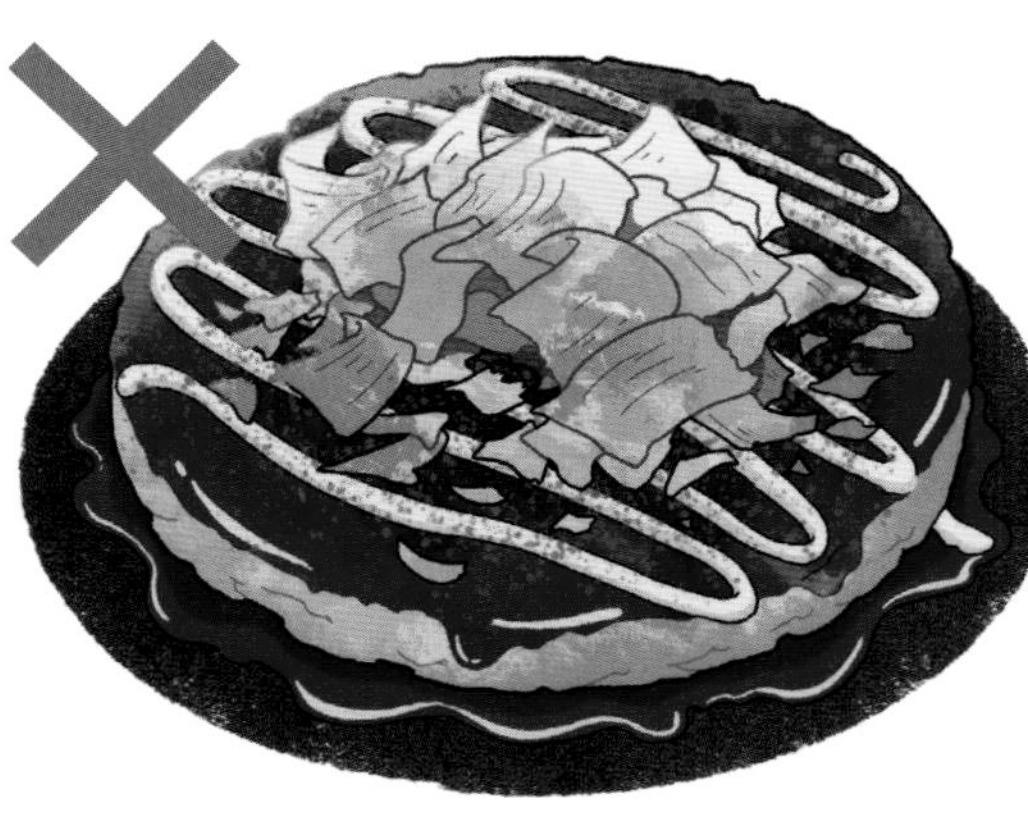

お好み焼き
(359g)

熱　　量：622kcal
糖　　質：68.7g
食物繊維：4.0g
たんぱく質：9.6g
脂　　質：35.8g
食塩相当量：2.7g

お好み焼きももんじゃ焼きも、小麦粉から作る"粉もの"ですので、糖質は高いです。特に、**小麦粉の割合が高いお好み焼きの糖質量は、もんじゃ焼きの2倍に及ぶ**こともあり、似ているようで糖質量には大きな差があります。お好み焼きは白米ご飯茶碗1杯分の糖質量（53g）を超えることもあります。

具材としては、どちらも食物繊維を含むキャベツを多く使いますが、特にもんじゃ焼きはキャベツの割合が高いので、より血糖値の上昇抑制に効果的です。

両者によく使われる豚バラ肉は、脂質・エネルギーがともに高めですので、代わりにたんぱく質をしっかり摂れて脂質も少ないエビ・イカなどの海鮮具材を使ったメニューを選択するのも良いでしょう。

また、自宅で作る場合は、お好み焼きに山芋を入れるのも良いでしょう。山芋は野菜に比べると糖質が高めではあるものの、血糖値の上昇抑制に効果的との報告が多いβ-グルカンなどの食物繊維を含みます。

タレやソースに使うマヨネーズは脂質やエネルギーが高く、塩分も高めになりがちです。**お好みソースはウスターソースより甘く、とろみがつき糖質が高い**ので、避けるか糖類オフのソースを利用するのが良いでしょう。

寄せ鍋 vs しゃぶしゃぶ vs すき焼き

注意すべきは割り下、つけだれ、そして〆

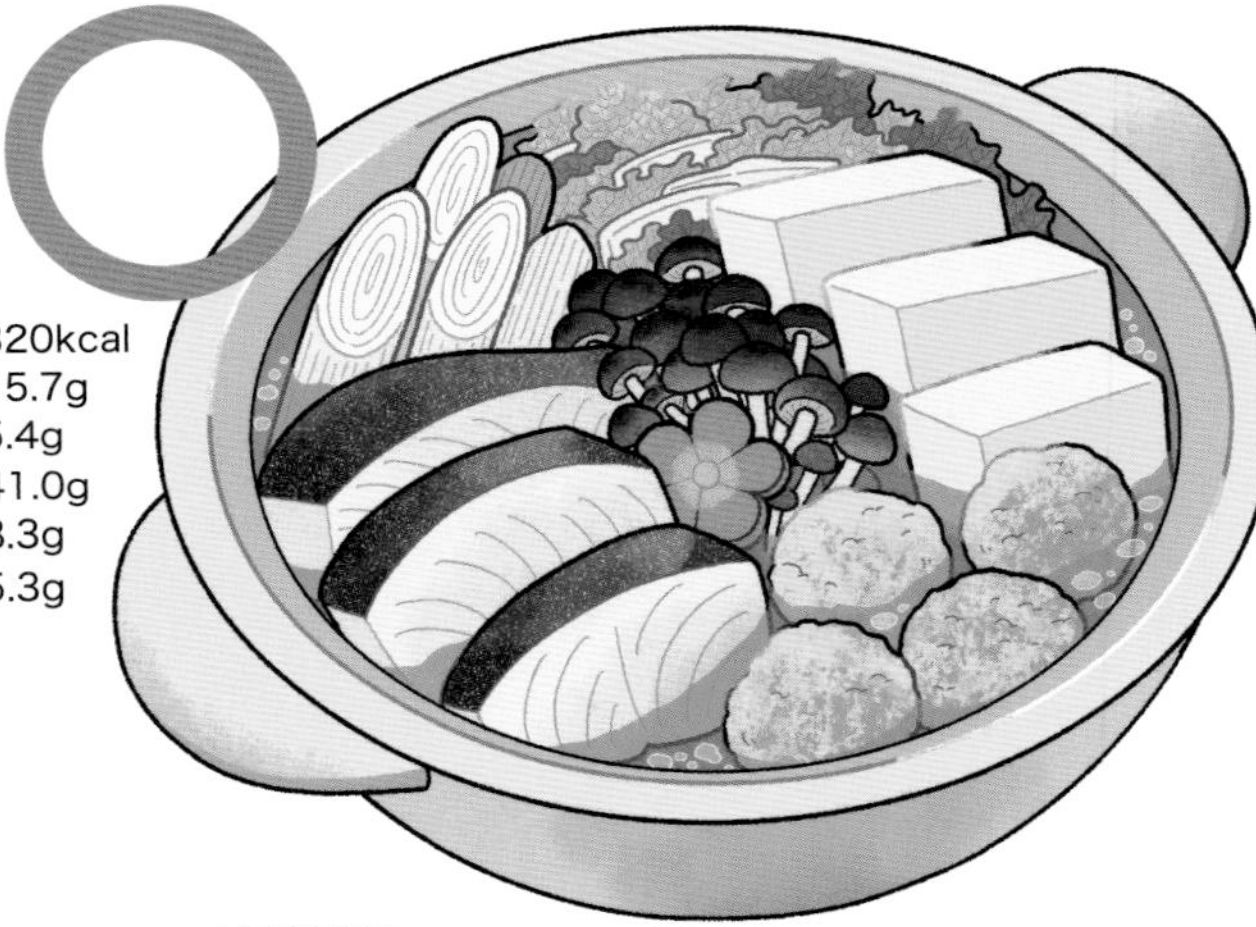

寄せ鍋
(779g)

熱　　量：320kcal
糖　　質：15.7g
食物繊維：5.4g
たんぱく質：41.0g
脂　　質：8.3g
食塩相当量：5.3g

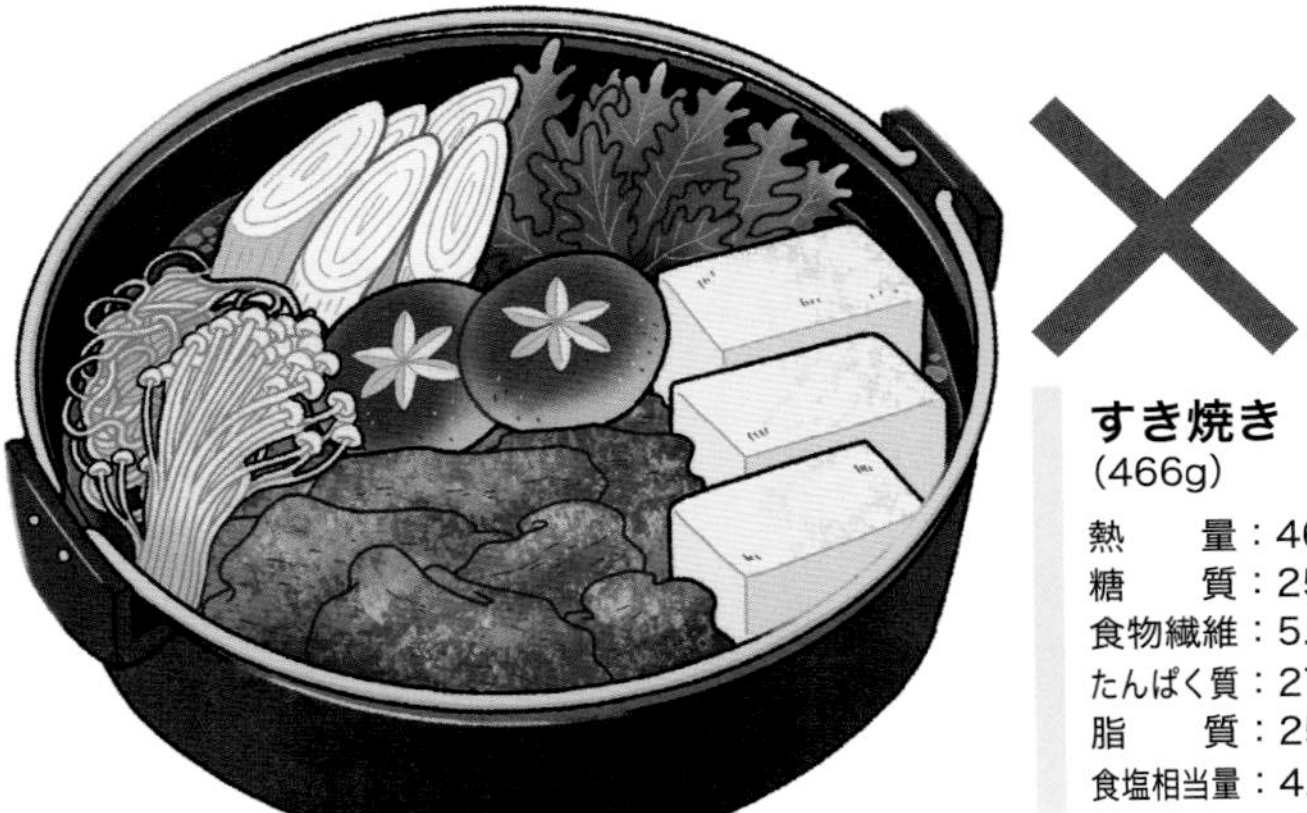

すき焼き
(466g)

熱　　量：467kcal
糖　　質：25.1g
食物繊維：5.8g
たんぱく質：27.6g
脂　　質：25.3g
食塩相当量：4.1g

ヘルシーなイメージが定着している鍋。野菜をたくさん摂ることができ、食材数が多く栄養バランスを整えやすいため、**基本的にはおすすめですが、入れる具材やタレには気をつけたい**のも正直なところです。

寄せ鍋は魚介や鶏肉、野菜が中心のことが多く、栄養バランスも整いやすい代表的な鍋です。脂肪分の多い牛・豚肉を使った他2つの鍋よりもエネルギー、脂質も低い傾向にあることから最もおすすめです。

しゃぶしゃぶ、すき焼きの比較では、しゃぶしゃぶも摂りすぎには気を付けたい牛肉由来の脂質は高いものの、割り下に砂糖やみりんを多く使うすき焼きの方が糖質は高く、血糖値の上昇はしゃぶしゃぶの方が緩やかだと言えるでしょう。

しかし、水炊きやしゃぶしゃぶであっても、**タレを絡ませて食べる場合には注意が必要です。**ごまだれは糖質量が大さじ1杯（18g）あたり4・8gと多く含まれ、つけすぎるとすき焼きよりも高い値となってしまうこともあります。エネルギーも51kcalと高めです。ぽん酢しょうゆであれば、大さじ1杯（18g）あたりの糖質量が1・3g、エネルギーも9kcalと低く、おすすめです。

また、鍋全般に共通して、3つのことに注意してください。

❶食べる量を把握し、食べ過ぎや早食いには注意すること

始めから取り分けられている料理と異なり、どのくらい食べたか把握しづらい鍋。また、煮込まれて汁も含むことから、あまり噛まず早食いにもつながりやすいのが懸念点です。量を把握し食べ過ぎを防止するとともに、ゆっくりよく噛んで食べるようにしましょう。

❷塩分を含む汁の摂り過ぎにも注意する

お店によって味付けに違いはありますが、市販の鍋の素の場合、一般的な商品では一人分3～4gと1日の摂取目安における約半分の塩分量が使用されていることから、鍋つゆは飲み干さないよう気をつけましょう。

❸〆はほどほどに。

〆は炭水化物が多い上、汁も多く摂取することにつながります。ほどほどの量に抑えるようにしましょう。

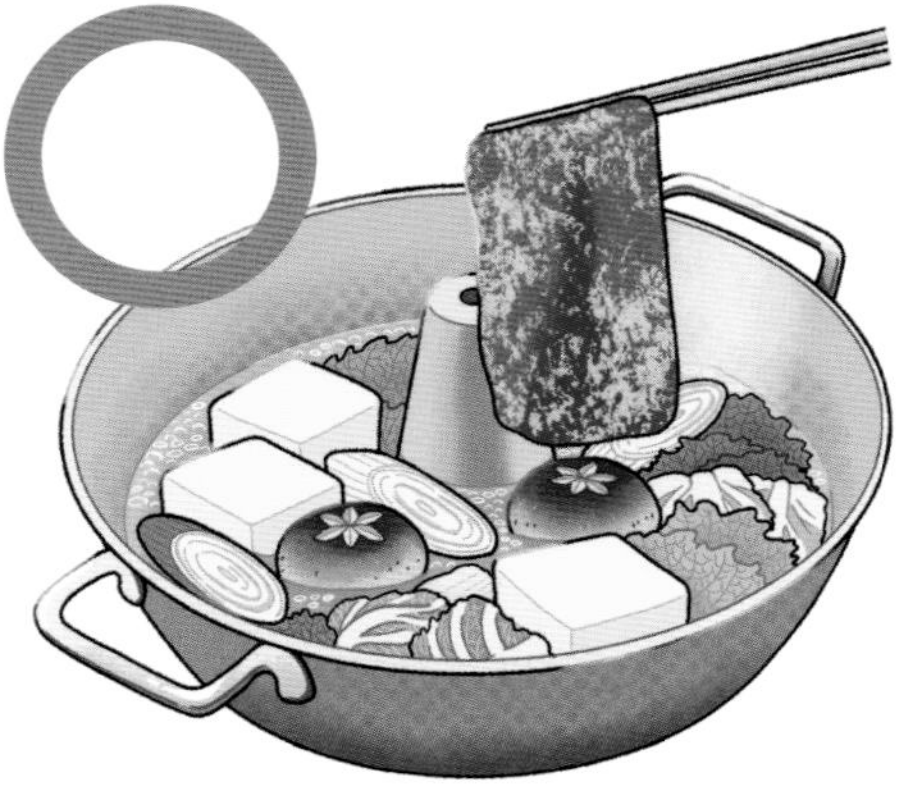

しゃぶしゃぶ(665g)

熱　　量：419kcal
たんぱく質：30.9g
糖　　質：10.8g
脂　　質：26.4g
食物繊維：6.0g
食塩相当量：1.6g

colmun《コラム》2

食べ過ぎてしまったときは、どう調整すればいい？

運動が効果的。むやみに行わず、強度やタイミングを心がけて

基本的には食べすぎないことがベストですが、食べすぎてしまった場合は、食後の運動を心がけましょう。運動をすると、大量のブドウ糖が筋肉で消費され、血糖値が低下します。血糖値のピークが訪れるのは、通常食後1時間前後なので、運動をするタイミングとしては、食後1時間以内の運動が効果的です。高血糖を防ぎ、食後血糖値の上下動の幅を少なくすることにつながります。特に夕食後に行うのが血糖や中性脂肪の上昇を抑えるのに効果的とされます。

運動の中でも特におすすめなのが、有酸素運動です。ややきついと感じる程度（心拍数100〜120くらい）で行います。ウォーキング、軽いジョギング、サイクリング、水泳なども良いでしょう。

他にも、長期的な目線で言えば、運動をすることでインスリンに対する感受性が良くなり、血糖をコントロールしやすくなります。また、筋肉量が増加することで基礎代謝が上がり、血糖値を下げる効果もありますので、筋力トレーニングも有効です。運動はできれば毎日、少なくとも週3回は行うと良いでしょう。1回につき20～60分、1週間に150分以上行うことが推奨されています。ただし、急な激しい運動は心臓への負荷など思わぬ不調のリスクを伴います。無理はしないようにしましょう。

また、運動する時間を作れない方には、今より10分間だけ身体を動かす＋10（プラス・テン）の実践がおすすめです。例えば、「1日1000歩（10分間相当）を歩く」といった、普段の生活において少しだけ多く身体を動かすチャンスに気づければ、健康寿命を伸ばすことができるとされています。

運動でエネルギーを消費することは、体重のコントロールにも役立ちます。とはいえ、運動による消費エネルギーは思いのほか多くありません。食事の工夫と並行して取り組みましょう。

飲み会編

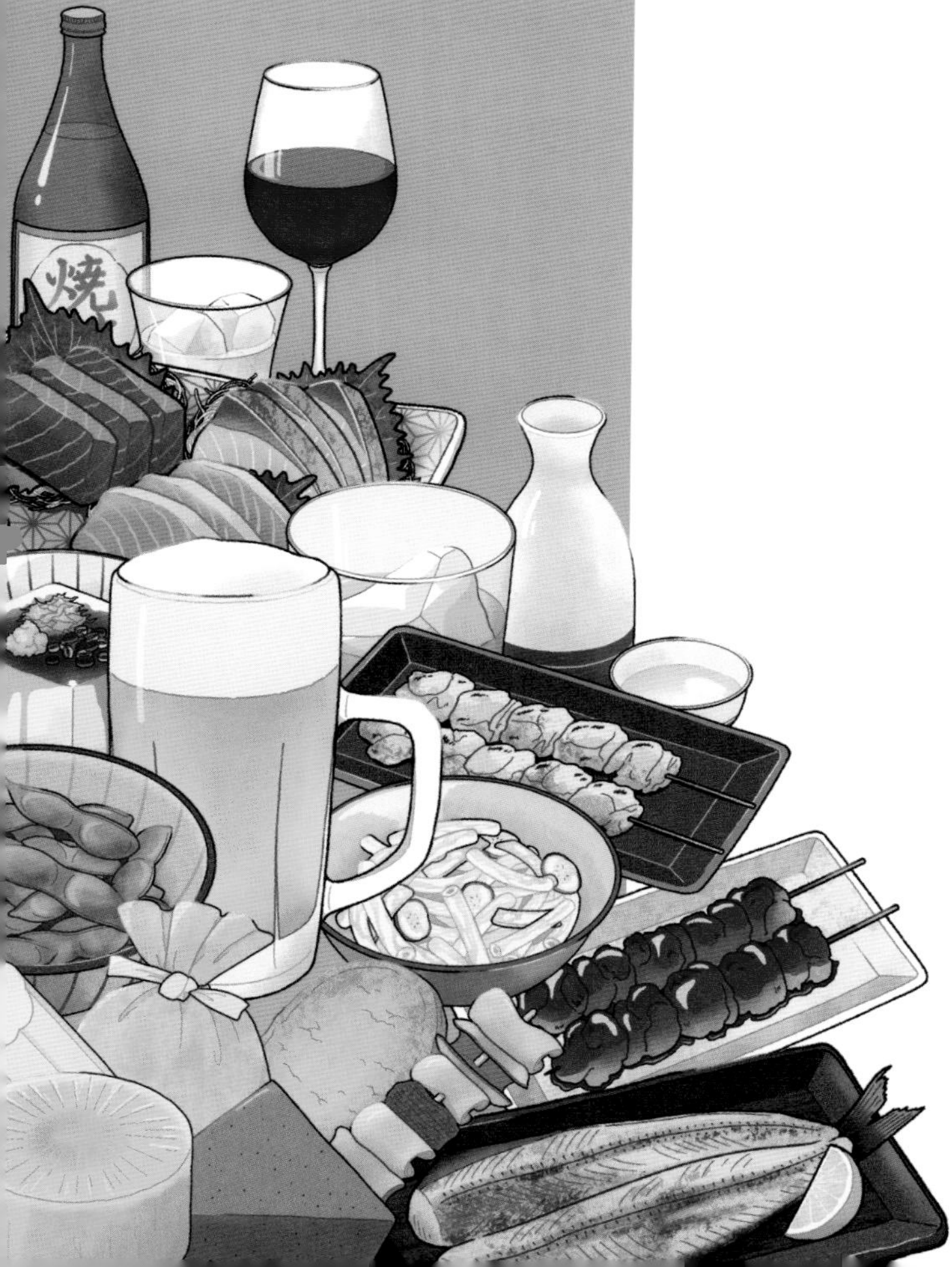

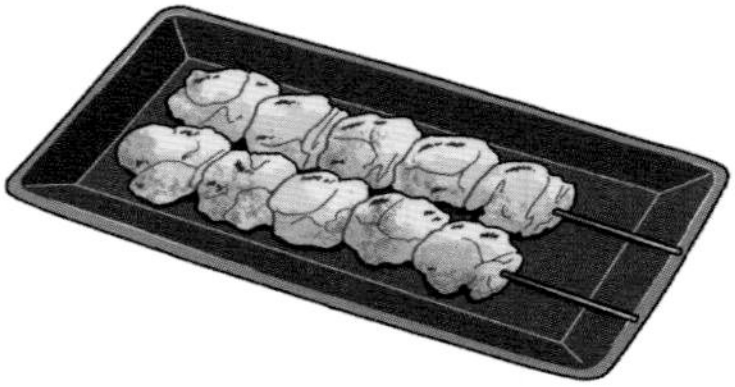

メニューチョイス。食べる順番にも気をつけたい

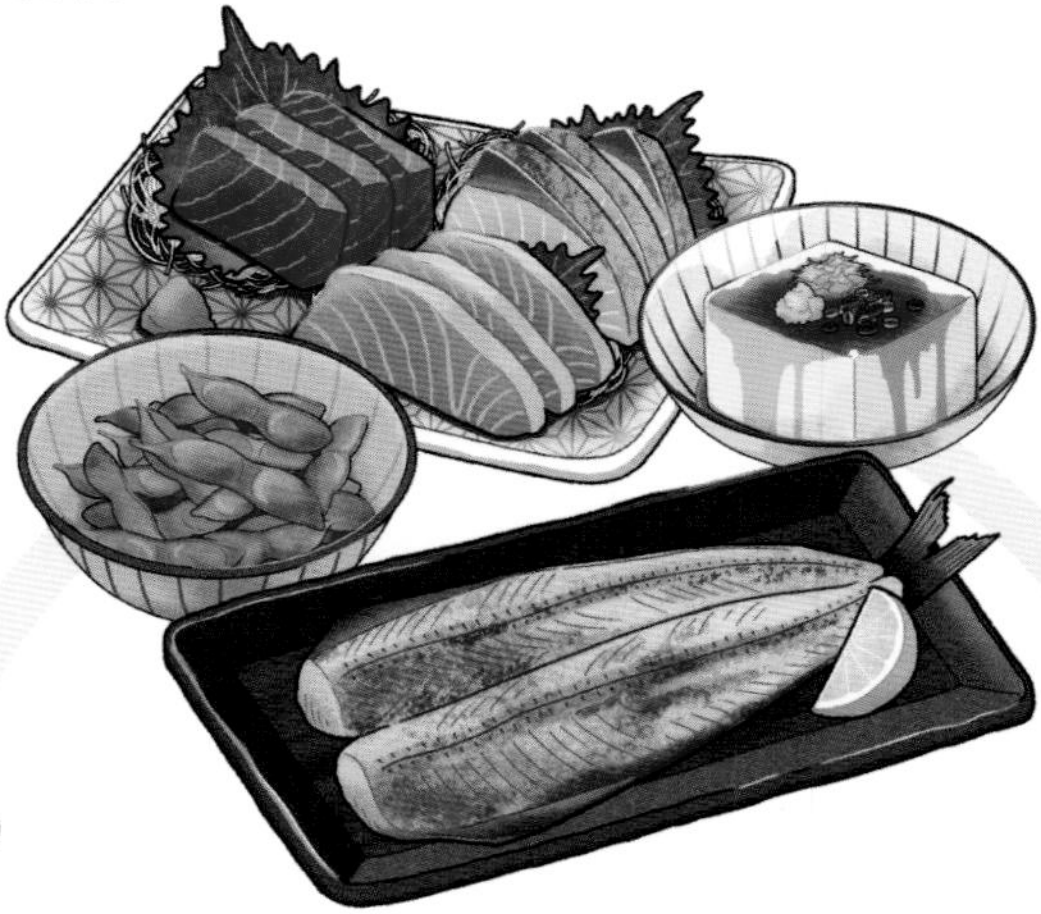

糖質の低いメニュー

野菜サラダ (62g)	1.5g
ミックスナッツ (25g)	3.4g
焼きナス (106g)	4.5g
枝豆 (138g)	5.2g
冷奴 (334g)	5.6g
出汁巻き卵 (70g)	0.4g
カルパッチョ (121g)	2.2g
生ハム (15g)	0.1g
ほっけ (250g)	0.3g
さんま (72g)	0.1g
焼き鳥 (100g)	0.1g
刺身 (573g)	2.8g
ステーキ (129g)	0.6g

(糖質量)

ポテトフライなどの揚げ物や、巻き寿司やパスタなどの主食、出汁巻き卵など、外食・中食で注文する頻度の高いメニューでも、選び方によって糖質を控えることが可能です。外食時のメニューチョイスに、上の一覧を参考にしてください。

炭水化物が多いメニュー構成の場合は、お寿司であれば刺身に切り替えるなど、**メニュー選択の工夫をする**のがまず一つの方法です。外食は頼むまで味付けを想像しにくいことが多いため、刺身、焼き魚、枝豆、冷奴など、**味付けがシンプルで材料が分かりやすいメニュー**を注文することもコツです。

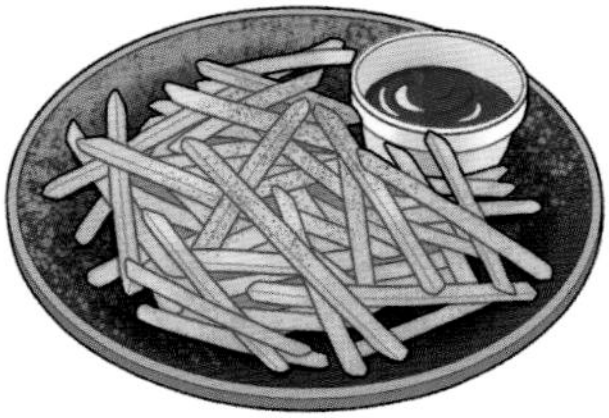

居酒屋

食べ始めには低糖質のメニューを

糖質の高いメニュー

ポテトサラダ（93g）	6.5g
マカロニサラダ（124g）	19.6g
フライドポテト（74g）	25.4g
餃子（120g）	27.1g
コロッケ（60g）	15.2g
寿司（2貫／63g）	13.2g
パスタ（約360g）	70g 前後
ピザ（約200g）	50g 前後
お好み焼き（359g）	69.1g
炒飯（407g）	93.0g
ラーメン（758g）	65.1g
雑炊（236g）	57.0g
	（糖質量）

糖質以外の栄養価は巻末に記載。

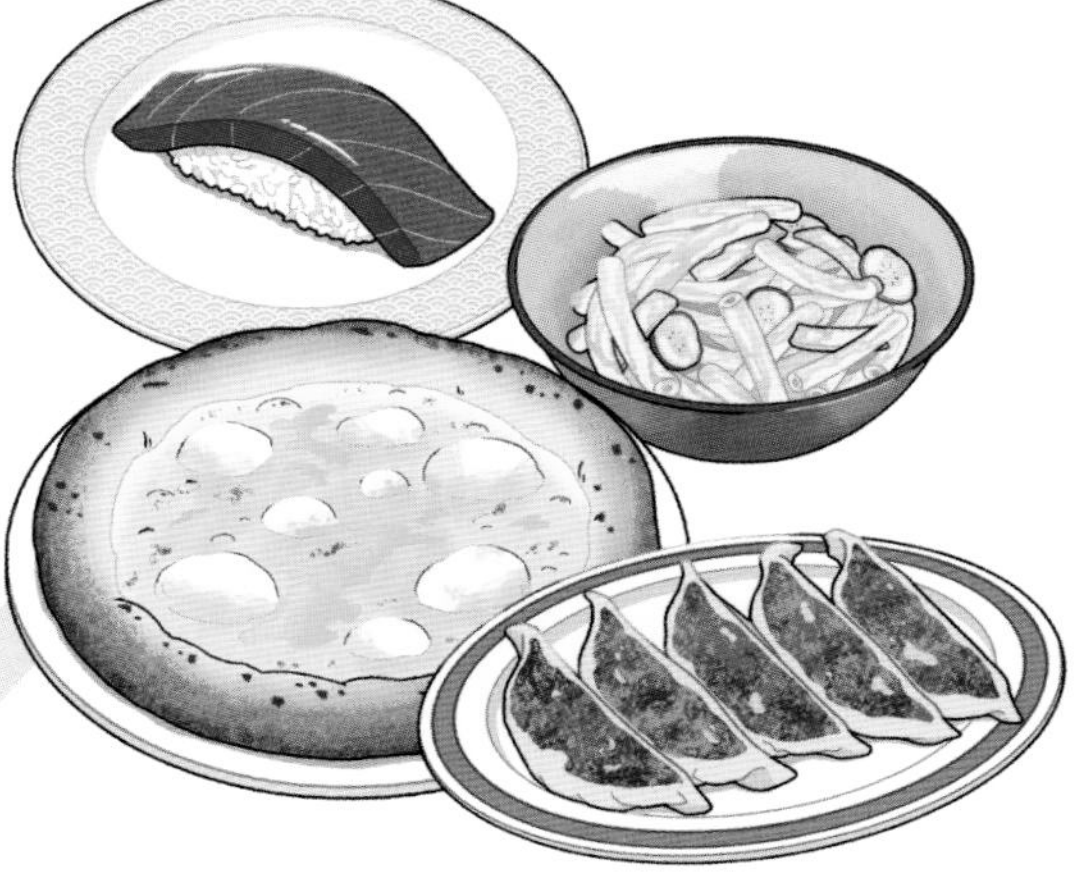

居酒屋定番のから揚げについては、肉自体に糖質は含まれないものの、衣の量が多ければそれだけ糖質や脂質、エネルギーも高くなりますので注意してください。もも肉よりも脂質が少ない胸肉がおすすめです。

食べる順序では、**野菜やたんぱく質から先に食べると血糖値が上がりにくくなる**ことが知られています（P14参照）。糖質を含む食材は食べる順序を後にするように心がけましょう。

また、食べる時間帯が遅すぎるのも問題です。血糖値が高いまま就寝することにならないよう、**就寝3時間前には食事をすませる**ように注意してください。

※お酒についてはP80〜82を参照してください。

おでん

おでん全般糖質は低めだが、練り物や汁の塩分には気をつけて

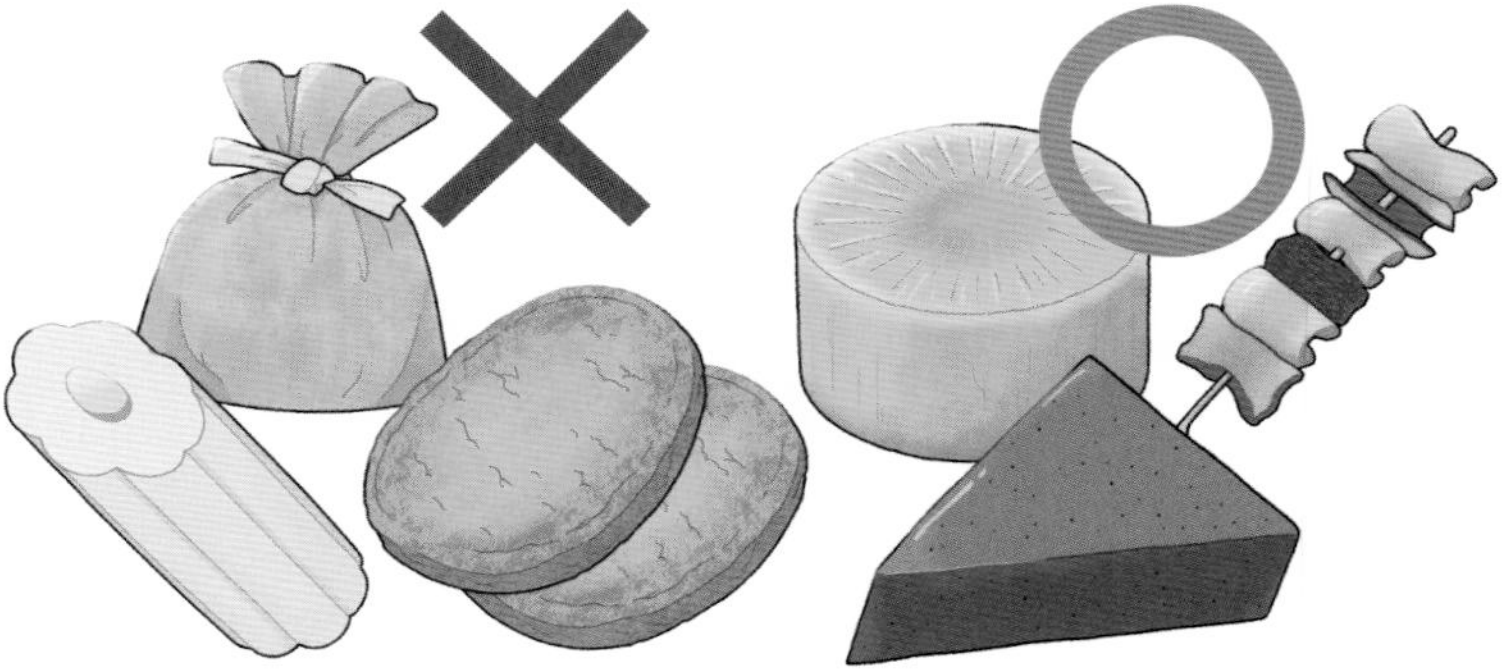

	熱量	糖質	食物繊維
大根	12kcal	2.2g	0.9g
こんにゃく	5kcal	0.4g	1.4g
牛すじ	31kcal	0.2g	0g
しらたき	4kcal	0.2g	1.6g
卵	77kcal	1.3g	0.1g
厚揚げ	58kcal	0.8g	0.7g

	熱量	糖質	食物繊維
がんもどき	54kcal	0.6g	0.4g
ちくわ	33kcal	3.3g	0g
はんぺん	29kcal	3.4g	0.2g
さつま揚げ	58kcal	7.0g	0.5g
ちくわぶ	64kcal	12.6g	0.7g
もち巾着	96kcal	12.0g	0.4g

※１個当たりの栄養価。その他の栄養価は巻末に記載。

おでんの具材はさまざまですが、比較的糖質量やエネルギーは高くなく、たんぱく質もしっかり摂れるので、おすすめできるメニューが多いです。こんにゃく、しらたき、大根は、糖質・エネルギーが低い上、食物繊維も摂ることができますので、好ましい具材です。

また、おでんには糖質が低い上に、たんぱく質をしっかり摂ることができる具材が多く、卵、牛スジ、焼き豆腐や厚揚げ、そしてがんもどきな

どの練り物系がそれにあたります。牛スジは煮込まれることで脂質が減り、油で揚げている厚揚げの方が高いくらいです（これも気をつけるほどの値ではないでしょう）。

糖質面で気をつけたい食材は、**ちくわぶと餅巾着、さつま揚げ**です。ちくわぶは関東近辺のおでんに好んで入れられる、ちくわに似た形のもっちりとした食感が好まれる具材。小麦粉をこね茹でて作られることから糖質は高めです。餅巾着は、油揚げの中に餅が入っているので、こちらも糖質に気をつけるべき具材です。

さつま揚げは砂糖を使っているので、練り物系の中でも糖質は高め。魚や肉をミンチにして茹でて作るつみれ、豆腐や野菜を揚げて作るがんもどきなども同じ練り物ですが、糖質はさつま揚げより低い傾向です。

おでん全般で気を付けたいのが塩分です。具材によりさまざまですが、特に**さつま揚げ、はんぺんやちくわ**などの魚介の練り物は、製造過程で塩が必要になるので**塩分も高め**です。

また、出汁自体の塩分が高い場合は、しらたきや大根など**おでんの出汁が全体に染み込んでいる具材**も気にする必要があります。

おでんの出汁については地域性があり、その配合によりさまざまですが、みりんなどを多く使った甘めの味付けの場合は糖質もアップします。煮込まれたおでんの出汁は、さまざまな具材の味が調和して美味しいものの、飲み干さないよう気をつけましょう。

焼き鳥

焼き鳥の糖質はほぼたれ由来
鶏皮・つくねは要注意

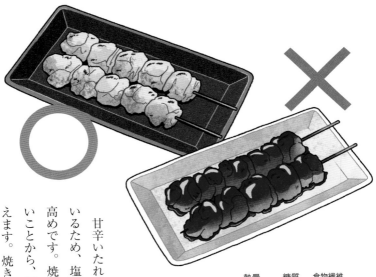

甘辛いたれの材料にはみりんや砂糖が使われているため、塩よりたれの方が糖質やエネルギーは高めです。焼き鳥の鶏自体には糖質がほとんどないことから、**焼き鳥の糖質は**、ほぼ**たれ由来**と言えます。焼き鳥のたれ10g中の糖質量は2・9g

	熱量	糖質	食物繊維
塩	120kcal	0.1g	0g
たれ	139kcal	3.2g	0g
もも	190kcal	0g	0g
むね	133kcal	0.1g	0g
鶏皮	466kcal	0g	0g
レバー	100kcal	0.6g	0g
ささみ	98kcal	0.1g	0g
つくね	235kcal	7.4g	1.9g
軟骨	54kcal	0.4g	0g
砂ぎも	86kcal	0g	0g

※100g（生の状態）あたりの栄養価。
その他の栄養価は巻末に記載。

ほど。少量であればさほど気にすべき値ではありませんが、糖質を控えている方は**塩を選ぶ方が良いでしょう**。たれがたっぷりとついている場合には糖質のみならず塩分（0・6g／たれ10g）の摂り過ぎも気になります。余分なたれは落とすようにしてください。

部位（串の種類）に関して見てみると、前述したように鶏肉の糖質量はどれも低いものの、脂質・エネルギーには差が出てきます。焼き鳥にすると、グリルや炭火で余分な脂が落ちるため、脂質はいくぶんか低くなる傾向にはあるものの、やはり部位によっては脂質が高く気をつけるべきです。**鶏皮**はその最たるもので、**脂質**（特にコレステロールが多い）、**エネルギーは一番高い**ので気を付けましょう。皮つきの鶏ももなども同様です。鶏もも肉よりは鶏むね肉の方が脂質は低く、エネルギーも低くなりますのでおすすめです。

以上のことから、串の種類の中でおすすめなのは、**脂質が低い軟骨**、**砂ぎも**、**レバー**、**ささみ**などです。ねぎ間も鶏肉には含まれない食物繊維を摂ることができ、1本当たりのエネルギーや脂質も抑えられるので良いでしょう。

なお、**つくね**は鶏肉をベースに味付けされていることから、他の鶏肉のみでできた串とは異なり、それ自体で**糖質もそれなりにあります**。脂質やエネルギーも高いので気を付けましょう。

焼き鳥自体は糖質量が少ないために、糖質制限中に食べても問題ありませんが、先ほど述べたたれのつけすぎや、意外と糖質を含んでいるつくねには注意が必要です。

お酒

蒸留酒の糖質量はゼロ それでもアルコールの摂りすぎはNG

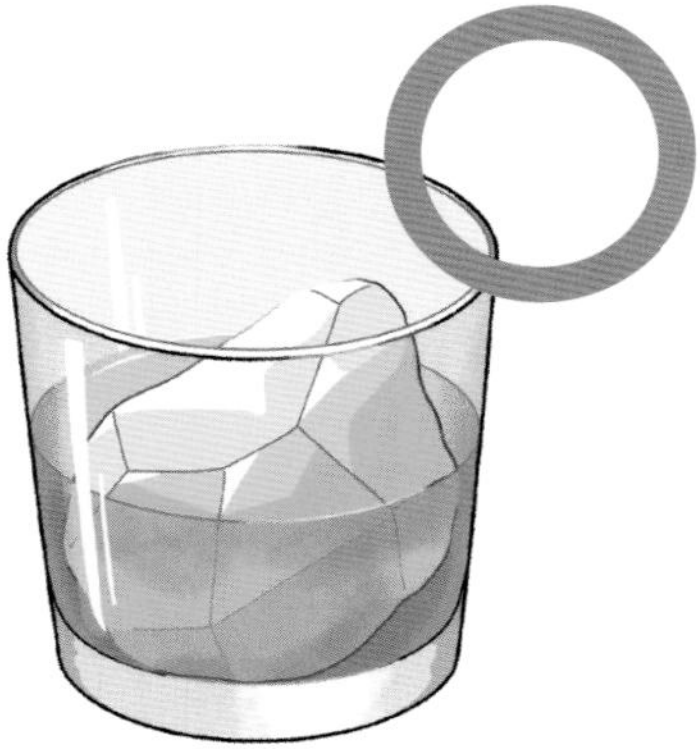

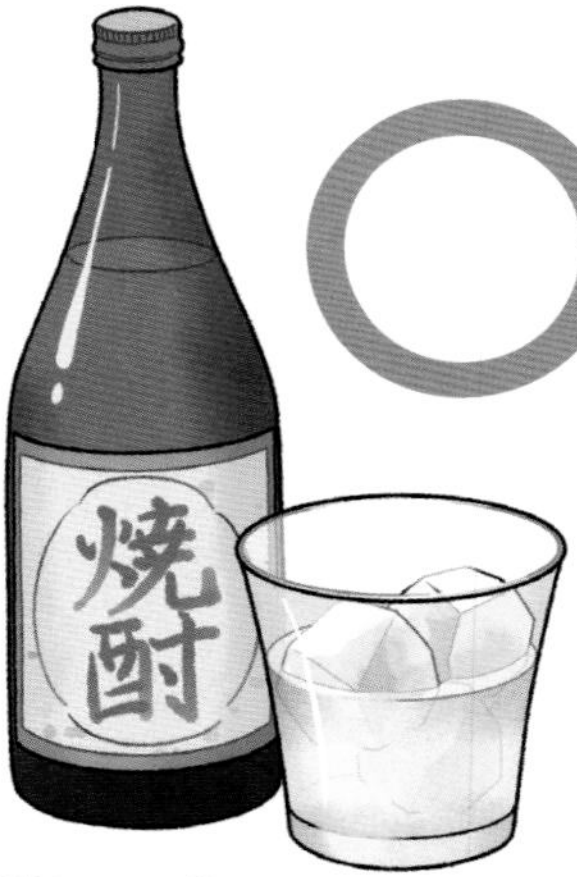

ウイスキー（ダブル 1 杯 60ml*）

熱　　量：134kcal　たんぱく質：0g
糖　　質：0g　脂　　質：0g
食物繊維：0g　食塩相当量：0g

焼酎（110ml*）

熱　　量：144kcal　たんぱく質：0g
糖　　質：0g　脂　　質：0g
食物繊維：0g　食塩相当量：－ g

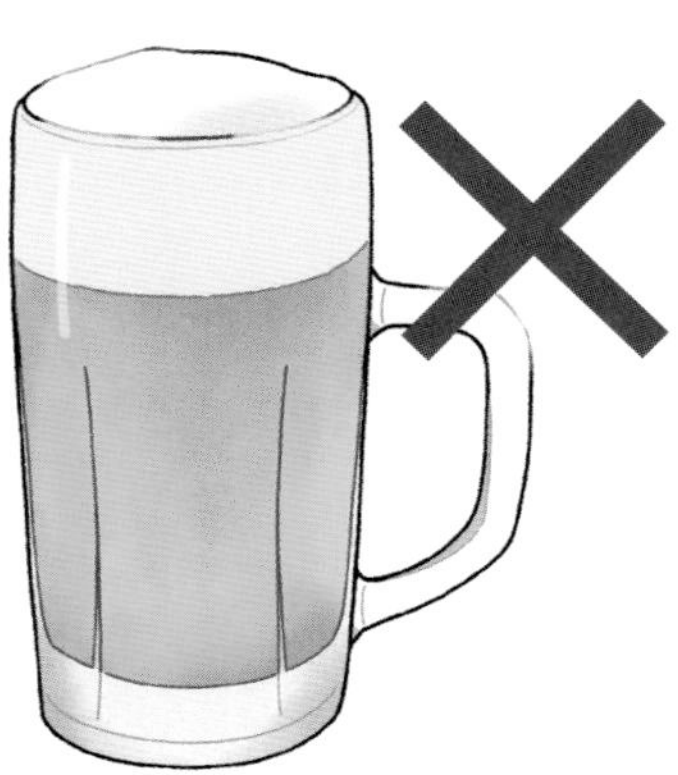

ビール（1 瓶 500ml*）

熱　　量：197kcal
糖　　質：15.6g
食物繊維：0g
たんぱく質：1.5g
脂　　質：0g
食塩相当量：0g

＊アルコール約 20g 相当

アルコール自体は血糖値を上げるブドウ糖にはならないですが、アルコールを含むそれぞれのお酒は糖質を含むので注意しましょう。

糖質量を見ると、ビール、ワイン、日本酒などの醸造酒には糖質が含まれますが、ウイスキー、焼酎などの**蒸留酒の糖質はゼロ**です。糖質を気にする方は蒸留酒をおすすめしますが、甘い炭酸水などで割ると意味がありませんので、ウーロン茶や炭酸水、水割りなど、糖質を含まないもので割ると良いでしょう。ワインも糖質を含みますが、値は低いので他の醸造酒であるビールや日本酒よりおすすめできます。

現在日本で推奨されている1日のアルコール摂取量の目安は男性で20～25gが上限です。20gに相当する量は、だいたいビールなら中瓶１本（５００㎖）、日本酒なら1合（18㎖）、ワインならグラス２杯程度（２２０㎖）、焼酎ならグラス半分程度（１１０㎖）、ウイスキーならダブル１杯（60㎖）が目安です。アルコール分解速度が遅いことの多い女性や高齢者は、男性の半分から３分の２程度にさらに量を控える必要があります。

また、糖質を控えたとしても、**アルコール自体が糖の代謝に影響を及ぼす**とも言われています。適度を超えた飲酒量となると、肝臓での中性脂肪の合成や促進、すい臓からのインスリン分泌を抑えるなどの影響から、血糖コントロールを乱す可能性があると考えられており、注意が必要です。糖質量を懸念しビールからウイスキーに変えましたという方がいますが、かえってアルコールの摂りすぎになるケースもあります。

加えて、**アルコールによって食欲が増進され、**自己制御ができず食べ過ぎてしまい、**糖質やエネルギーが過多になる**ことも懸念すべきです。こうした意味でもお酒の適量を守り、**チェイサーなどをおきながら飲みすぎを防止する**工夫が必要です。最近ではノンアルコールや糖質ゼロのお酒が多く出ていますので、ときにはそれらを取り入れるのも良いでしょう。

一方で、お酒を飲む代わりに食事はむしろ摂らないという方もいらっしゃいますが、アルコールはほぼ栄養素を含みませんし、体の酸化を促進するほか、ビタミンやミネラルの吸収を阻害するリスクもあります。**飲酒したからと言って食事の代わりにはなりません**ので、肝機能低下や栄養不足にならないよう、カラフル野菜や魚介類など、**適度なおつまみと一緒に楽しむ**ようにしましょう。

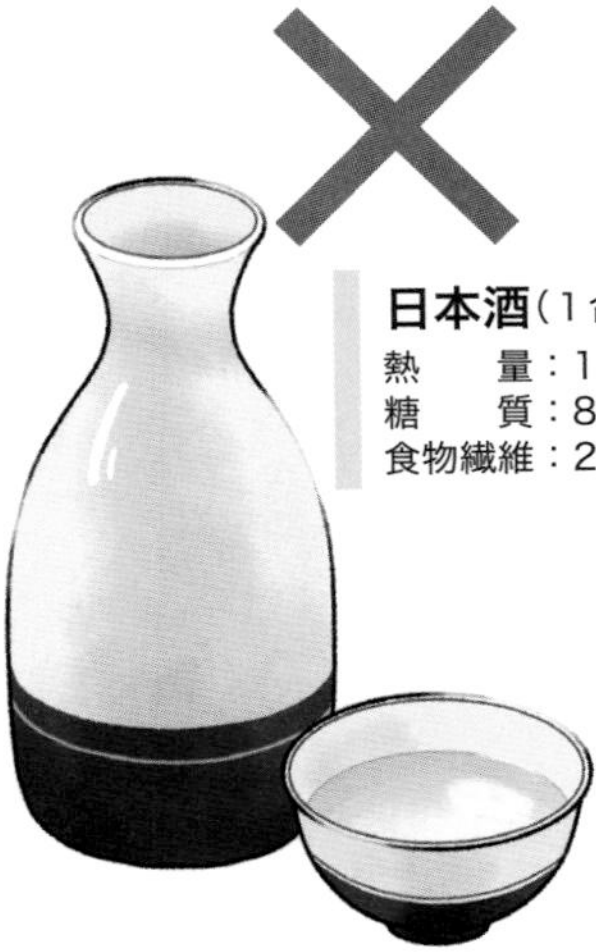

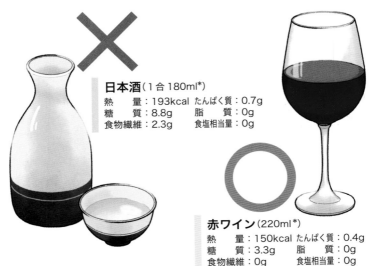

日本酒（1合 180ml*）

熱　量	193kcal	たんぱく質	0.7g
糖　質	8.8g	脂　質	0g
食物繊維	2.3g	食塩相当量	0g

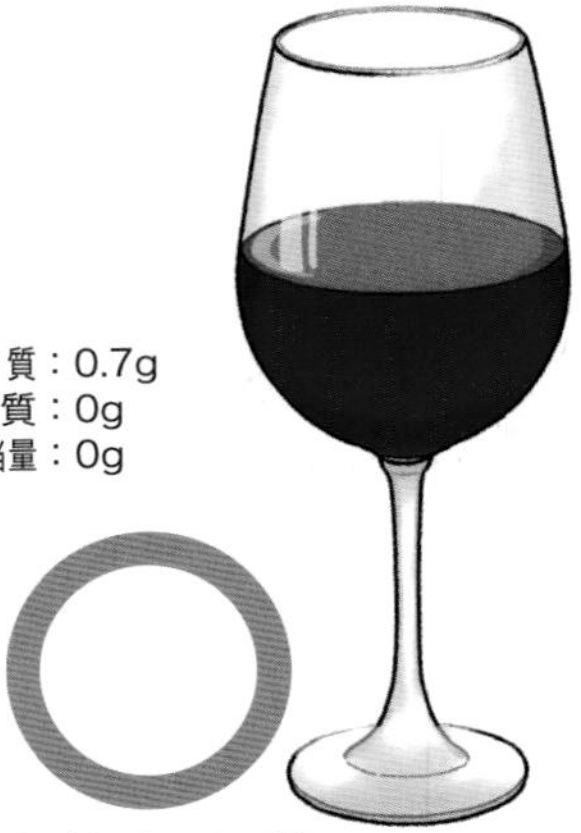

赤ワイン（220ml*）

熱　量	150kcal	たんぱく質	0.4g
糖　質	3.3g	脂　質	0g
食物繊維	0g	食塩相当量	0g

＊アルコール約 20g 相当

colmun3 コラム

正しい間食の取り方を教えて！

夕食まで空腹を我慢するより、質の良い間食を

間食は食事量とあわせてエネルギーや糖質がオーバーしなければ、摂ることも可能ですし、むしろその質と時間帯によっては効果的なこともあります。

糖質や脂質が多い菓子パン、ケーキ、ポテトチップスなどはできれば避けたいですが、食べる場合は栄養成分表示をチェックし、血糖値を上げすぎない程度に分割して食べるなどの工夫をしましょう。あくまで目安ですが、間食のエネルギーは1日200kcal程度が適量で、糖質は10g以下が血糖値を上げすぎない点で望ましいとされています。

具体的なおやつとしては、糖質が少なく、食物繊維やたんぱく質を多く含むナッツ類、全粒粉クラッカーや、無糖ヨーグルトなどがおすすめです。

間食のタイミングとしては、文字通り「食事と食事の間」に摂ります。食事と食事の時間が

空きすぎてしまうと、食事をした後に血糖値が上がりやすくなり血糖値スパイクを起こしやすいためです。食事の間に3～5時間の間隔がある場合、間食を摂ることで血糖値が下がりすぎないようにし、食後の急上昇を防ぎます。夕食の時間が遅い場合には、夕食の一部を間食にもってくる「分食」がおすすめです。

そして、これは夕食にも間食にも言えることですが、21時過ぎの食事は避けましょう。食事をした後、安静にしていても代謝量が増大することを食事誘発性熱産生（DIT）と言いますが、夜間はこれが昼間と比べて半分くらいに低下します。つまり夜間はエネルギーを消費しにくいのです。

また、食後にまだ血糖値が下がらないうちに眠りについてしまうと、就寝中はエネルギー消費量が少ないので血糖コントロールが乱れたり、肥満の原因にもなります。活動量の多い昼間に食べれば、その後のエネルギー消費も期待できるのでおすすめです。

間食は食事の一部として考え、1日の総摂取量の中で計画的に取り入れるのが理想的です。

間食編

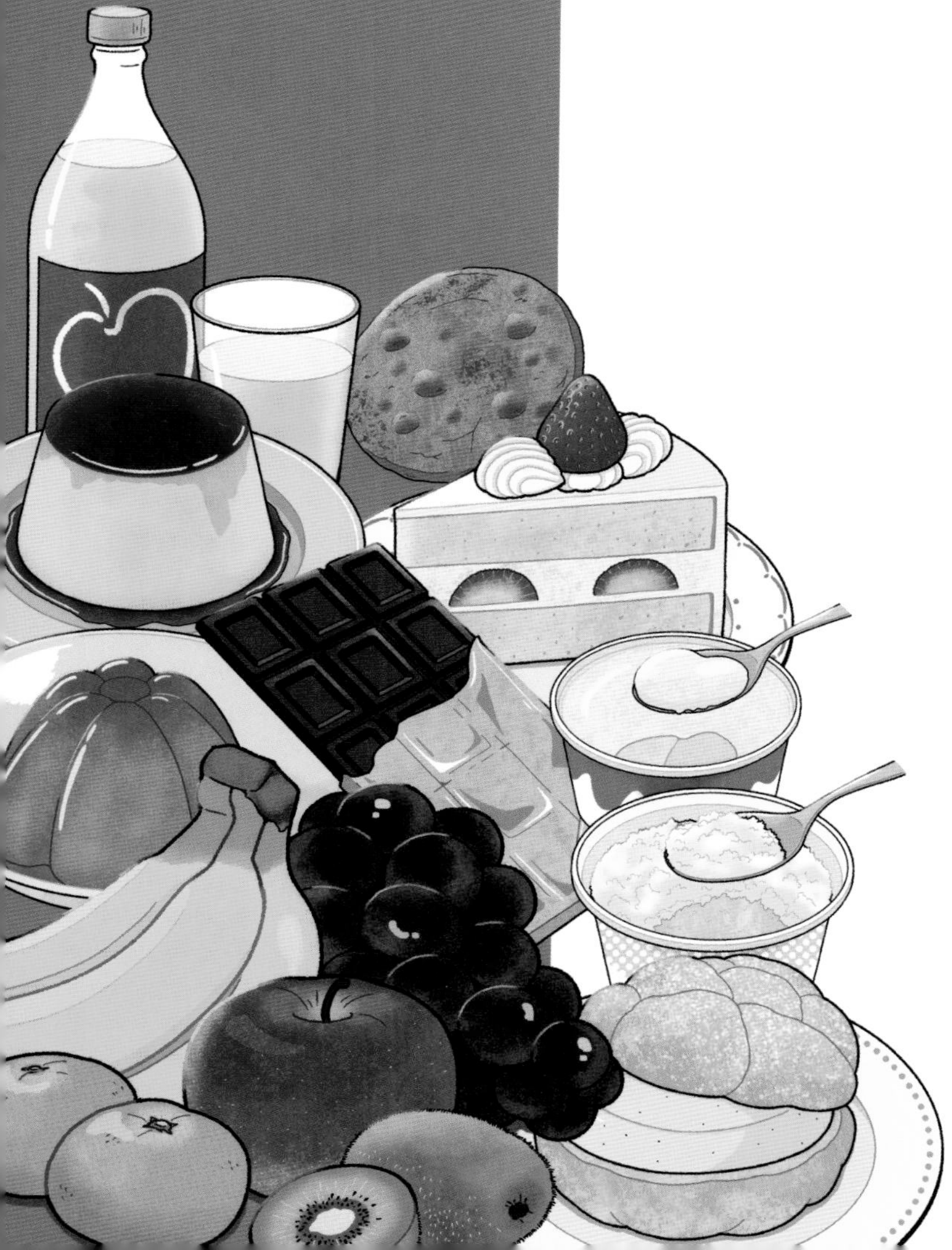

柿の種 vs ミックスナッツ vs ビーフジャーキー

ナッツもビーフジャーキーも低糖質
柿の種は米由来の糖質に注意

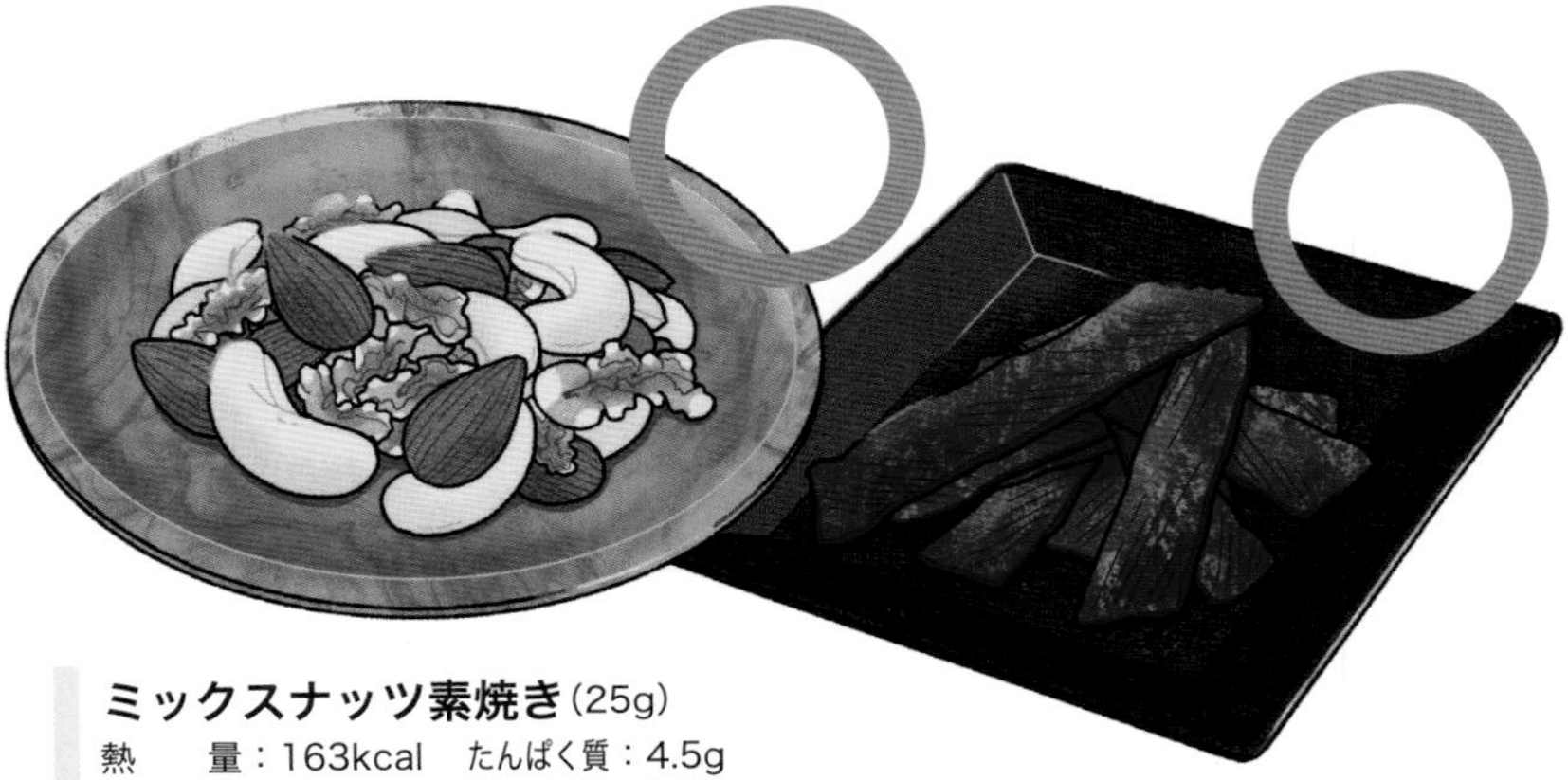

ミックスナッツ素焼き(25g)

熱　　量：163kcal　たんぱく質：4.5g
糖　　質：4.5g　脂　　質：14.2g
食物繊維：1.8g　食塩相当量：0.002g

ビーフジャーキー(30g)

熱　　量：92kcal　たんぱく質：16.4g
糖　　質：1.9g　脂　　質：2.3g
食物繊維：0g　食塩相当量：1.4g

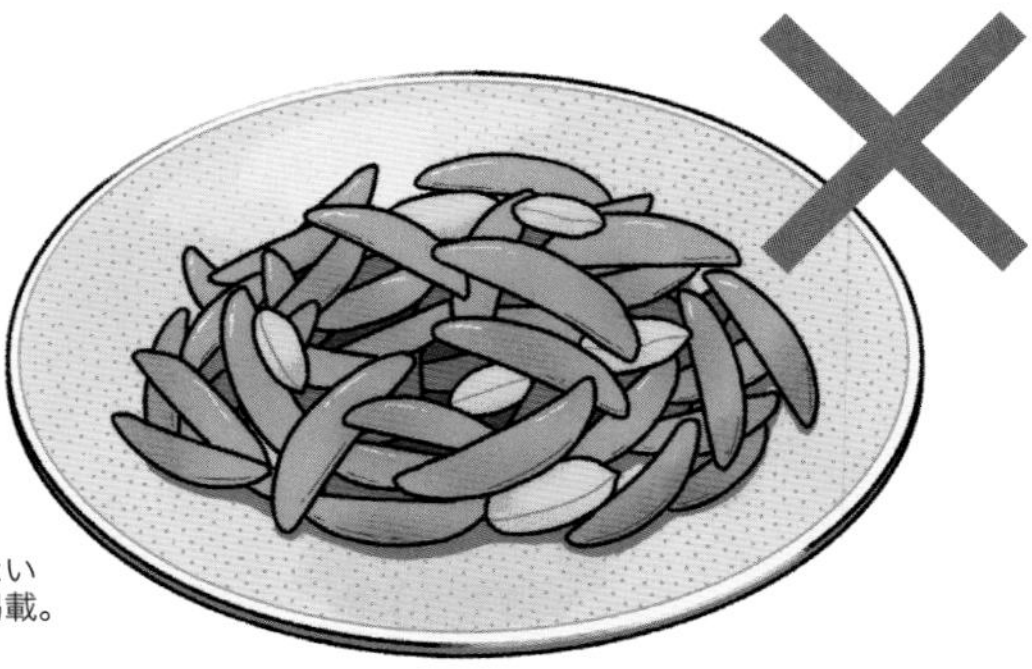

柿の種(30g)

熱　　量：136kcal
炭水化物：20.9g
—
たんぱく質：3.6g
脂　　質：4.2g
食塩相当量：0.4g

※情報元に糖質の値がないため、炭水化物量を掲載。

ナッツ、ビーフジャーキーは低糖質で血糖値の上がりにくい食品です。たんぱく質も多く含み、おつまみや間食としておすすめです。

ナッツ類は高脂質ですが、その脂質の種類は中性脂肪やコレステロールの改善に効果的な**不飽和脂肪酸**。**質が良く魅力的**です。食べすぎは禁物（1日の目安は10粒程度）ですが、腹もちが良く満腹感を得やすい点も良いでしょう。また、食物繊維を多く含む点でもおすすめできます。

よく噛んで時間をかけて食べるビーフジャーキーは、**食べ過ぎや急激な血糖値上昇の防止につながる**点で良いおつまみです。牛肉の脂質である飽和脂肪酸は健康にあまりよくありませんが、ビーフジャーキーに使用されるもも肉であれば脂質はさほど高くありません。

ただし、塩漬け肉から作るため、食塩相当量が30gで1・4gとそこそこあります。

また、乾き物は水分が抜け凝縮されているだけに尿酸値を上げやすいので、取りすぎは注意です。

柿の種の**せんべい部分は主原料が米**ですので**糖質は高め**です。ピーナッツが入っているものは、脂質を含む分エネルギーも高くなりますが、ピーナッツの脂質やたんぱく質が血糖値の上昇を緩やかにします。ピーナッツの脂質も良質であることを考えると、ピーナッツの入っているタイプを選ぶのが良いでしょう。

チョコレート vs 煎餅

せんべいは甘くなくてもほぼ糖質でできている
高カカオチョコレートが特におすすめ

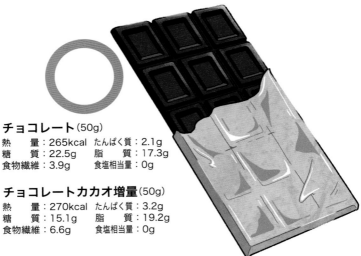

チョコレート(50g)
熱　　量：265kcal　たんぱく質：2.1g
糖　　質：22.5g　脂　　質：17.3g
食物繊維：3.9g　食塩相当量：0g

チョコレートカカオ増量(50g)
熱　　量：270kcal　たんぱく質：3.2g
糖　　質：15.1g　脂　　質：19.2g
食物繊維：6.6g　食塩相当量：0g

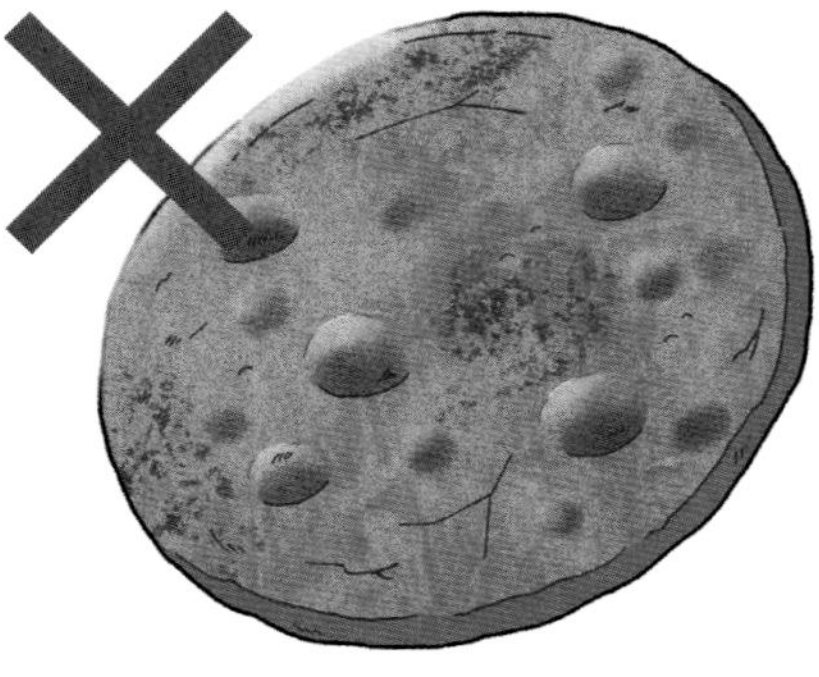

しょうゆ煎餅(50g)
熱　　量：184kcal
糖　　質：41.7g
食物繊維：0.3g
たんぱく質：3.2g
脂　　質：0.5g
食塩相当量：0.7g

煎餅は菓子類の中では砂糖の使われていないものが多く、甘さも少ないため血糖値が上がりにくいイメージを持つ方もいるようですが、**糖質量でいえば煎餅の方が高い**傾向です。米を原材料とするため、約90％が糖質でできており、血糖値を上昇させやすい**高GI食品**です。

一方のチョコレートは脂質や糖質が高く高エネルギーですから、食べ過ぎに注意したい食品であることは間違いありません。1日に板チョコ半分程度を目安にしましょう。しかし、血糖値で見れば、**脂質と一緒に摂取することで**糖質のみで食べる時よりも**緩やかに上昇する**傾向があります。加えて、食物繊維も多いことから、こちらも血糖値上昇を緩やかにするのに一役買っています。

チョコレートの中でも〝**高カカオチョコレート**〟と呼ばれるカカオ含有量が高いものや、**糖質オフ**のチョコレートであれば、**糖質は少ない傾向**です。また、カカオに含まれるカカオポリフェノールには、インスリンの働きを改善する効果が期待されています。加えて、カカオには糖質の吸収を穏やかにしてくれる食物繊維も多く含まれますので、高カカオチョコレートをチョイスするのがおすすめです。

ちなみに、バターや生クリームを使わない和菓子は洋菓子よりもヘルシーだと思われがちですが、ようかんやどら焼き、饅頭などは糖質が主体。**血糖値を上昇させやすい**傾向にあります。

ゼリー vs プリン

9割が糖質のゼリーと比べて
たんぱく質や脂質を含むプリンは
血糖値上昇が緩やか

カスタードプリン（70g）
熱　　量：81kcal
糖　　質：9.8g
食物繊維：0g
たんぱく質：3.7g
脂　　質：3.2g
食塩相当量：0.1g

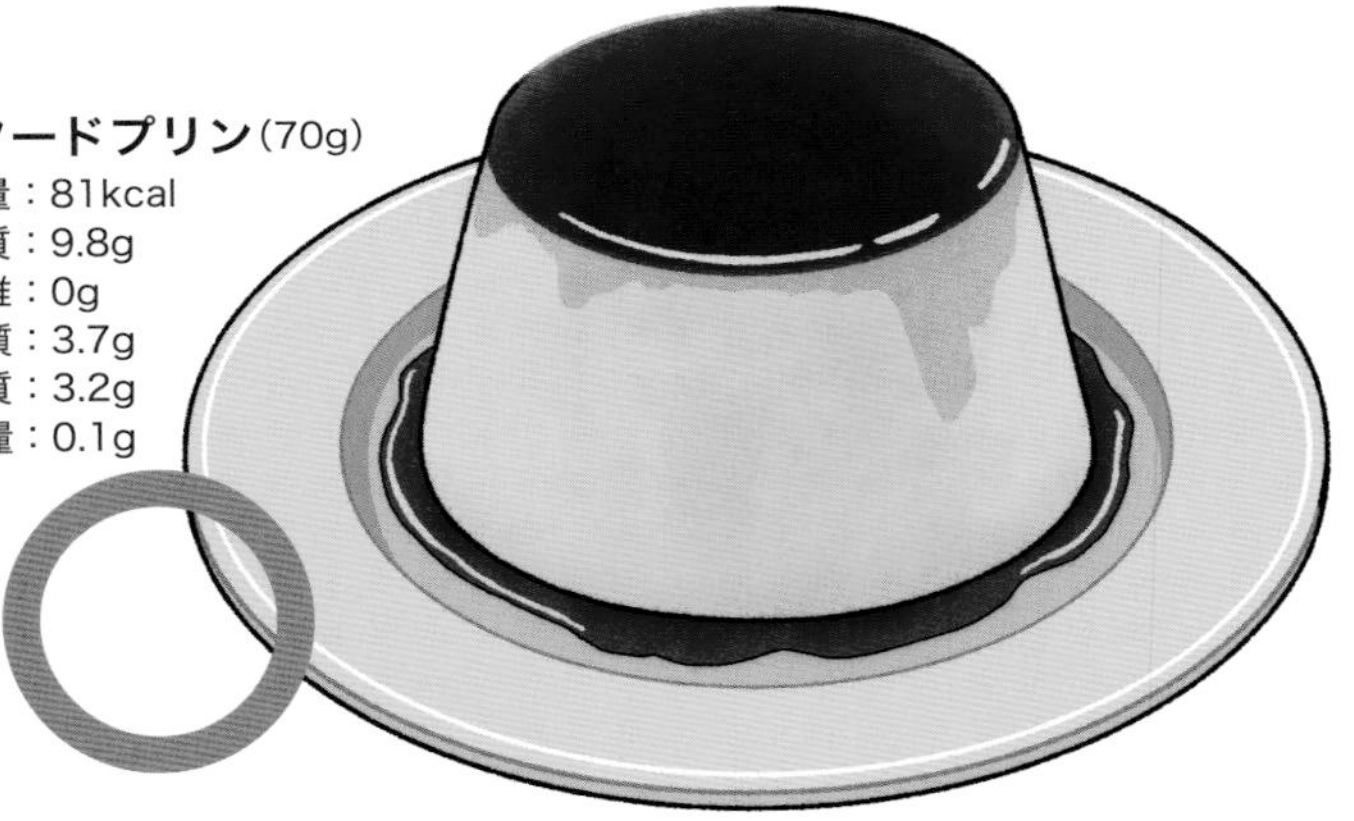

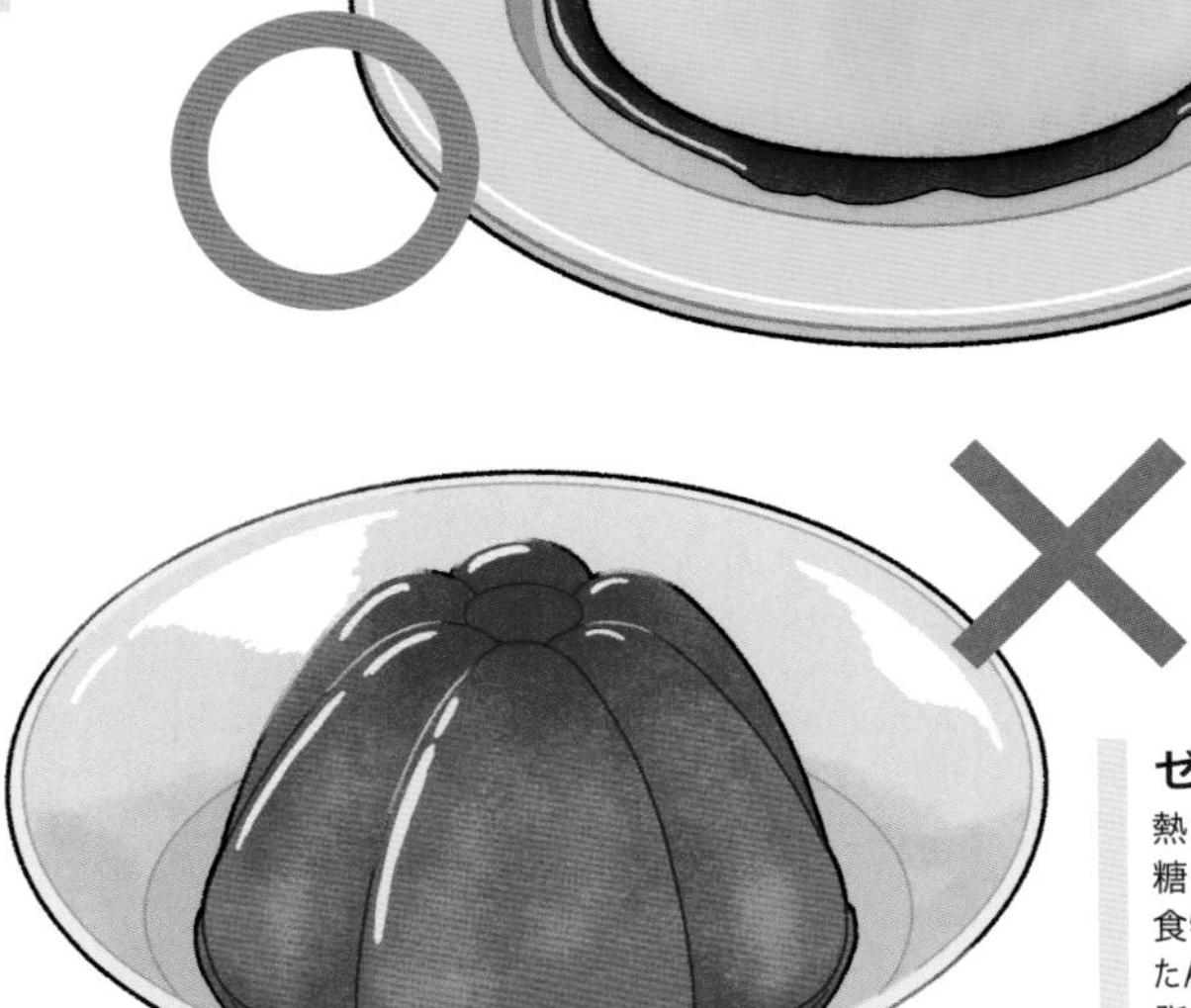

ゼリー（70g）
熱　　量：56kcal
糖　　質：13.7g
食物繊維：0.1g
たんぱく質：1.3g
脂　　質：0.1g
食塩相当量：0.2g

両方とも砂糖を使用しているため、血糖値が上がりやすく、気をつけたい間食であることに変わりはありません。

しかし食事量で糖質やエネルギーを調整できているなら食べても良く、同じ日配品（毎日店舗に配送される日持ちのしない加工食品）のケーキや大福などと比べると、プリンもゼリーも低エネルギーな傾向のため間食として取り入れやすいと言えるでしょう。

ゼリーの方が低エネルギー・低脂質ではありますが、血糖値上昇の観点では、卵や牛乳を使うためにたんぱく質や脂質が多いプリンの方が、上昇速度が緩やかな傾向です。

逆にゼリーは脂質や食物繊維がゼロに近く、たんぱく質も少なめ、9割以上が糖質のため、血糖値は上がりやすいと言えます。

一日あたりの間食は、一般的には多くても200kcalに収めるのが望ましいとされますが、血糖値が気になる方は食べすぎず、**食事量と折り合いをつけるようにしてください。**

糖質量は血糖値への影響の少なさから、10g以内が望ましいとされていますので、プリンやゼリーの場合は**70g程度の小ぶりなものを選択しましょう。**

プリンやゼリーは低糖質な商品も販売されており、そうしたものを取り入れるのも一つの手です。生クリームが多いとろけるプリンよりも、卵や牛乳の配分が多い焼きプリンがおすすめです。ゼリーは果糖ブドウ糖液糖ではなく果汁の多いフルーツ入りがおすすめです。

アイスクリーム vs シャーベット

脂質やたんぱく質が血糖値の上昇を穏やかにする

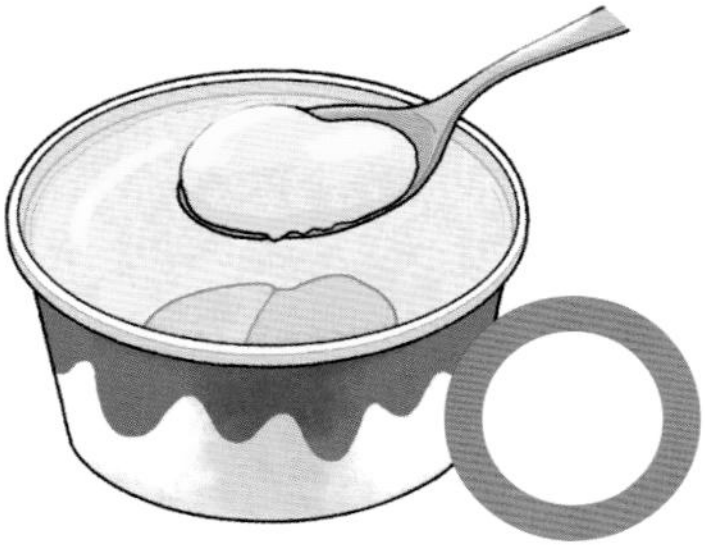

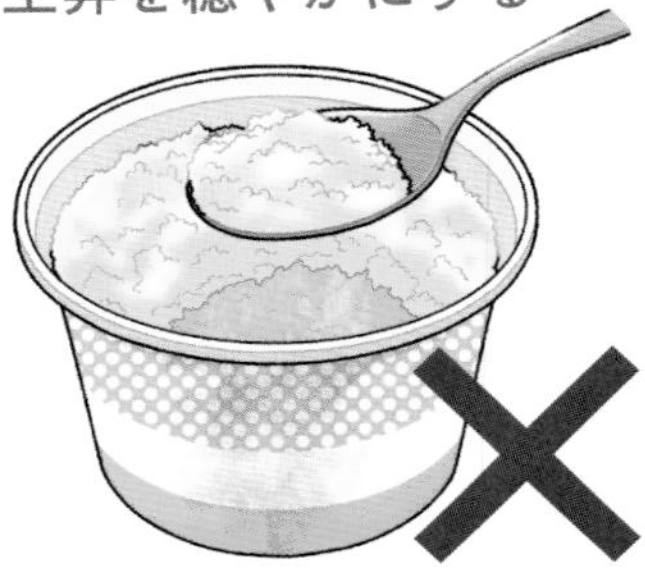

アイスクリーム(80g)

熱　　量：143kcal　たんぱく質：3.1g
糖　　質：18.5g　脂　　質：6.4g
食物繊維：0.1g　食塩相当量：0.2g

シャーベット(80g)

熱　　量：103kcal　たんぱく質：0.7g
糖　　質：23.0g　脂　　質：0.8g
食物繊維：0g　食塩相当量：0g

ショートケーキ vs シュークリーム

どちらも糖質は高めだが、生地量の差でシューに軍配

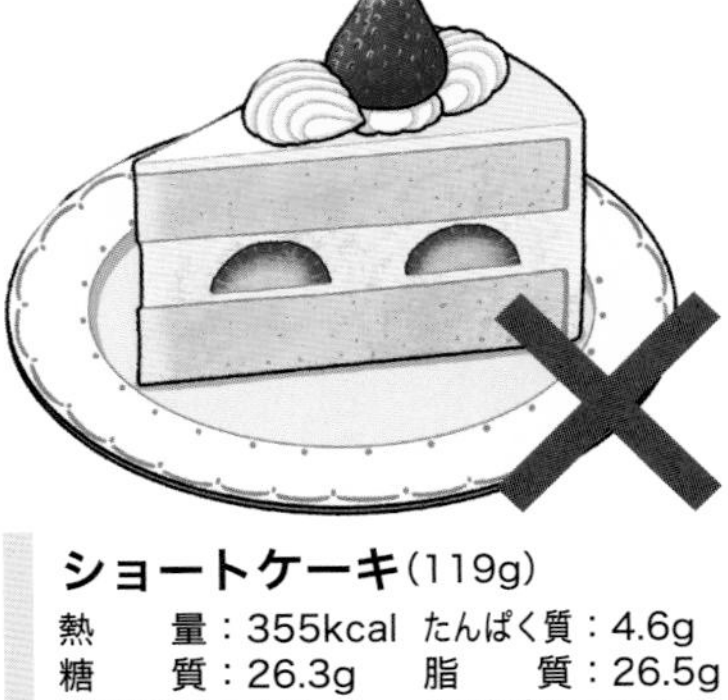

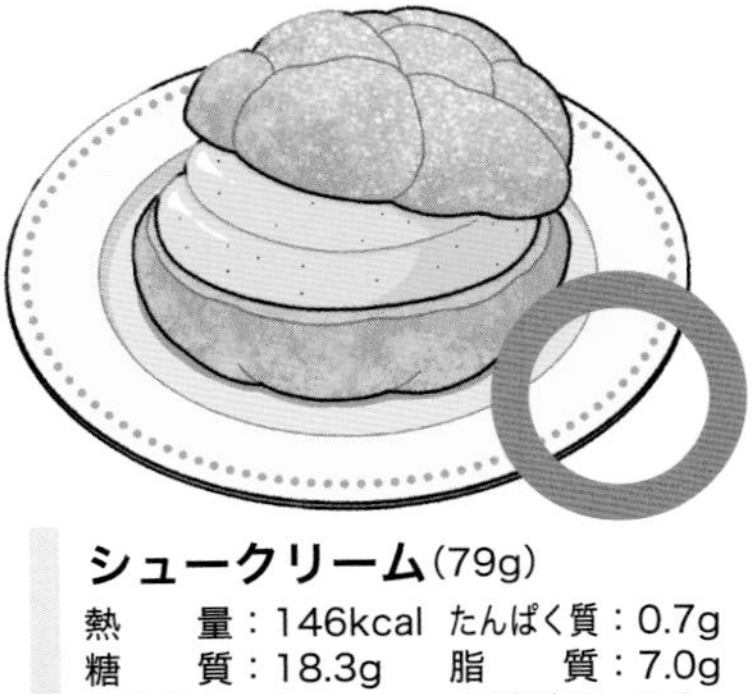

ショートケーキ(119g)

熱　　量：355kcal　たんぱく質：4.6g
糖　　質：26.3g　脂　　質：26.5g
食物繊維：0.5g　食塩相当量：0.1g

シュークリーム(79g)

熱　　量：146kcal　たんぱく質：0.7g
糖　　質：18.3g　脂　　質：7.0g
食物繊維：0.2g　食塩相当量：0.3g

アイスクリームもシャーベットも、砂糖が多く使われているため、糖質の高い食品です。**食事で糖質を多く摂取している場合は控えたい**ところですが、食事の糖質量を少なくして帳尻を合わせられるのであれば、食べても構いません。

アイスクリームとうたうには「乳脂肪分８％以上」であることが規格の一つに定められており、**脂質は比較的高め**でエネルギーもその分高くなります。**たんぱく質**においても、牛乳や卵が使われていることから**シャーベットよりも多く含まれています**。

一方、シャーベットは脂質もたんぱく質も少なく、エネルギーもアイスクリームより控え目な傾向のため、ヘルシーなイメージがある方も多いかと思います。しかし、血糖値の気になる方にとっては、**脂質やたんぱく質が含まれるアイスクリーム**の方が**血糖値の急上昇を抑えてくれる点**で望ましいです。

ショートケーキとシュークリームは、どちらも生地とクリームを一緒に食べるという意味で構成が似ています。両者を比べると、糖質を筆頭に、エネルギー、脂質もシュークリームの方が低い傾向にあります。

どちらも砂糖を多く使う点は同じですが、**シューの皮の方がケーキのスポンジよりも薄く小麦粉の使用量が少ない**ので、この点が糖質量の差に反映されていると思われます。また、甘いデザートは日中にし、週に2回までなどルール化するのがおすすめです。

果物 vs ドライフルーツ vs フルーツジュース

果物とフルーツジュースの栄養価は同じではない
ドライフルーツは糖質高め

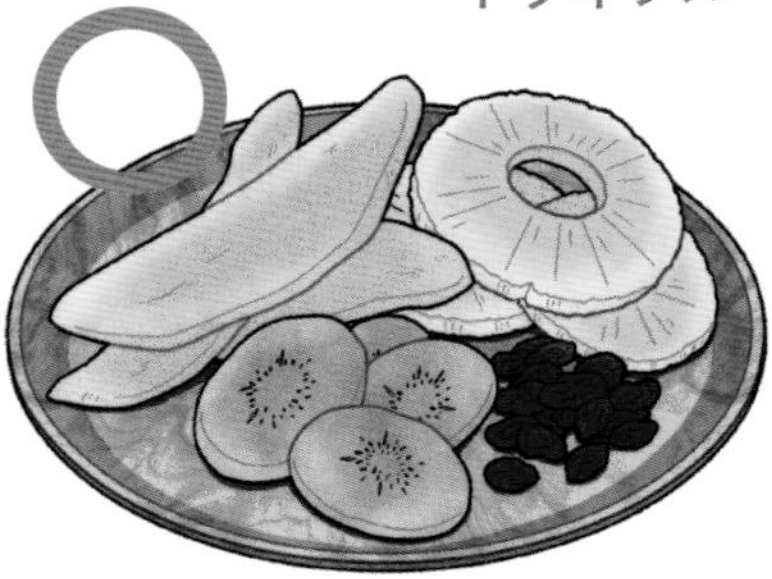

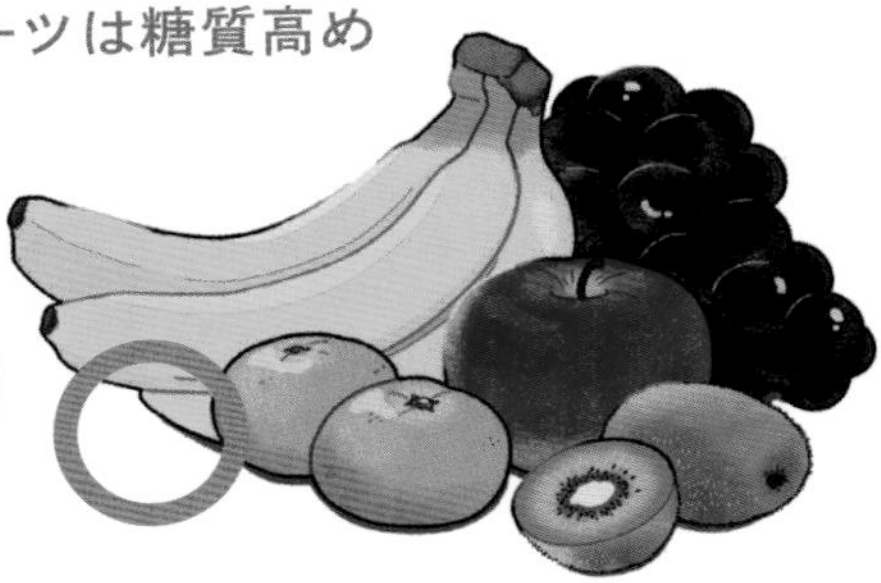

	熱量	糖質	食物繊維
バナナチップス (45g)	236kcal	26.0g	1.6g
ドライマンゴー (100g)	339kcal	78.5g	6.4g

	熱量	糖質	食物繊維
リンゴ (100g)	56kcal	14.3g	1.9g
バナナ (100g)	93kcal	21.4g	1.1g
キウイ (100g)	51kcal	10.8g	2.6g
マンゴー (100g)	68kcal	15.6g	1.3g

フルーツジュースは果物とすべての栄養素が同じというわけではありません。一般的な市販のジュースの場合、**食物繊維が果物に比べ少なくなる**ため、糖質の吸収が早くなります。また、固形物の果物の方が満腹感も得られ望ましいです。

ドライフルーツは果物の水分を飛ばしているため栄養価が濃縮されており、皮つきのものは食物繊維も摂れる点で評価できます。しかし、**糖質もその分濃縮されて高くなるので血糖値に影響が出**

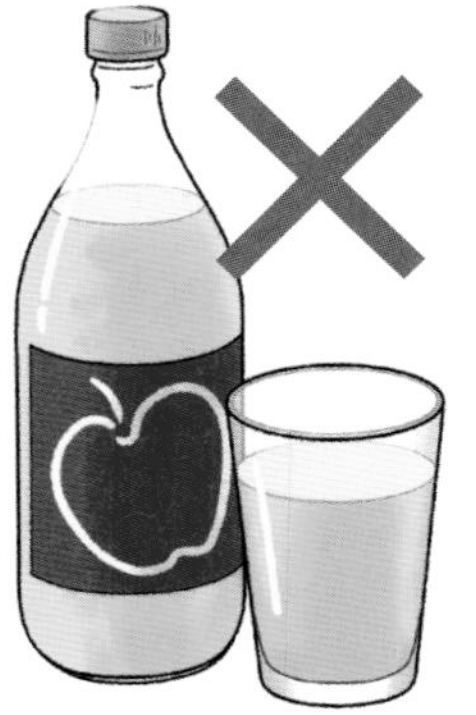

リンゴ濃縮還元ジュース(100ml)
熱　量：48kcal
糖　質：11.8g
食物繊維：微量

リンゴストレートジュース(100ml)
熱　量：44kcal
糖　質：12.1g
食物繊維：微量

その他の栄養価は巻末に記載。

やすく、食べすぎは禁物です。また砂糖漬けにしたものや、バナナチップスのように油を使ったものも要注意。容器包装の原材料欄を見て、油脂や糖類の添加をチェックしましょう。

果物はビタミン、ミネラル、ポリフェノールなどの抗酸化物質が多く含まれており、**糖尿病リスクを下げるのに有益であることも示唆されている**ため、砂糖を多く使った菓子類よりもおすすめできる間食です。また、果物には食物繊維も比較的多く含まれます。食物繊維は血糖値の上昇を緩やかにしてくれる働きがあり、キウイフルーツ、ブルーベリー、柿などに特に多く含まれます。皮まで食べることで、食物繊維やビタミン、ミネラルも多く摂れ、血糖値も上がりにくくなります。

一方で、果物に含まれる糖は主に果糖とブドウ糖。果糖は直接血糖値を急上昇させることはないものの、体内でブドウ糖と中性脂肪に作り替えられるため、やはり摂り過ぎは禁物。健康な人の果物の摂取目標量は1日200gですが、**血糖値が気になる方はエネルギー基準にして1日80kcal摂る**と良いでしょう。

日本糖尿病学会が勧める果物の摂取目安量
（1単位＝80kcal）

	80kcal分の重さ(g)	皮・芯を含んだ重さ(g)	目安量
みかん	200	270	中2個
りんご	150	180	中1/2個
なし	200	240	大1/2個
かき	150	170	中1個
ぶどう	150	180	10〜15粒
もも	200	240	大1個
キウイ	150	180	小2個
バナナ	100	170	中1本

日本糖尿病学会「糖尿病食事療法のための食品交換表」（第7版）から抜粋・改変

colmun《コラム》4

一見健康の改善に良さそうだけど、実は注意したい食品

健康を意識した食品は多くありますが、その目的はさまざま。一見健康的に見えても、実は血糖値の観点から見たときには、注意すべきものもあります。それらを知ることは、血糖値を管理する上で重要です。

野菜ジュース

主に野菜を原料としているためビタミンやミネラルを中心に栄養価が高いとされていますが、野菜の代わりにはなりません。ベジファーストに血糖値上昇を穏やかにする効果が期待できるのは、主に野菜に食物繊維が含まれているからですが、ジュースにする過程で取り除かれていることがほとんどです。

また、甘味料を使用せずに野菜や果物由来のみで甘さを出している「砂糖不使用」

のものであっても、紙パック200㎖中の野菜や果物由来の糖質は7～15g程度ありますので、血糖値には影響します。

フルーツジュース

野菜ジュースと同じ理由で、一般的なフルーツジュースは果汁を絞る際に食物繊維が取り除かれています。フレッシュなフルーツと同じ栄養価ではないことを覚えておきましょう（P94参照）。

シリアル・グラノーラ

健康的な朝食に向けたシリアルやグラノーラは、種類により注意が必要です。シリアルの原料である穀物は糖質が主体であることに加え、市販されている多くのシリアルには大量の砂糖が使われていることが多いためです。ものによりますが、甘く味付けしてあるものは注意が必要です。糖分を添加していないものや、食物繊維が多い全粒穀物などを使用した商品を選ぶと良いでしょう。

ノンオイルドレッシング

ノンオイルドレッシングは、通常の油の割合が高いドレッシングに比べ、脂質・エネルギーが低くヘルシーなイメージがあります。しかし、油のうま味やコクが減る分、甘さや塩味で味の調整をしている商品も多く、糖質や塩分はノンオイルの方が意外と高いケースも。人工甘味料などを使用し、糖質の値は下げている商品もありますが、栄養成分表示や原材料表示を確認してみましょう。

糖質の多いサラダ

サラダという名称がついているものの、炭水化物が主体のポテトサラダ・マカロニサラダなどは糖質やエネルギーが高めです（P31、75参照）。サラダによく使われる糖質量が多い食品として、かぼちゃ、たまねぎ、れんこん、さつまいも、とうもろこし、じゃがいも、れんこん、里芋、にんじんなどがあります。

コンビニ編

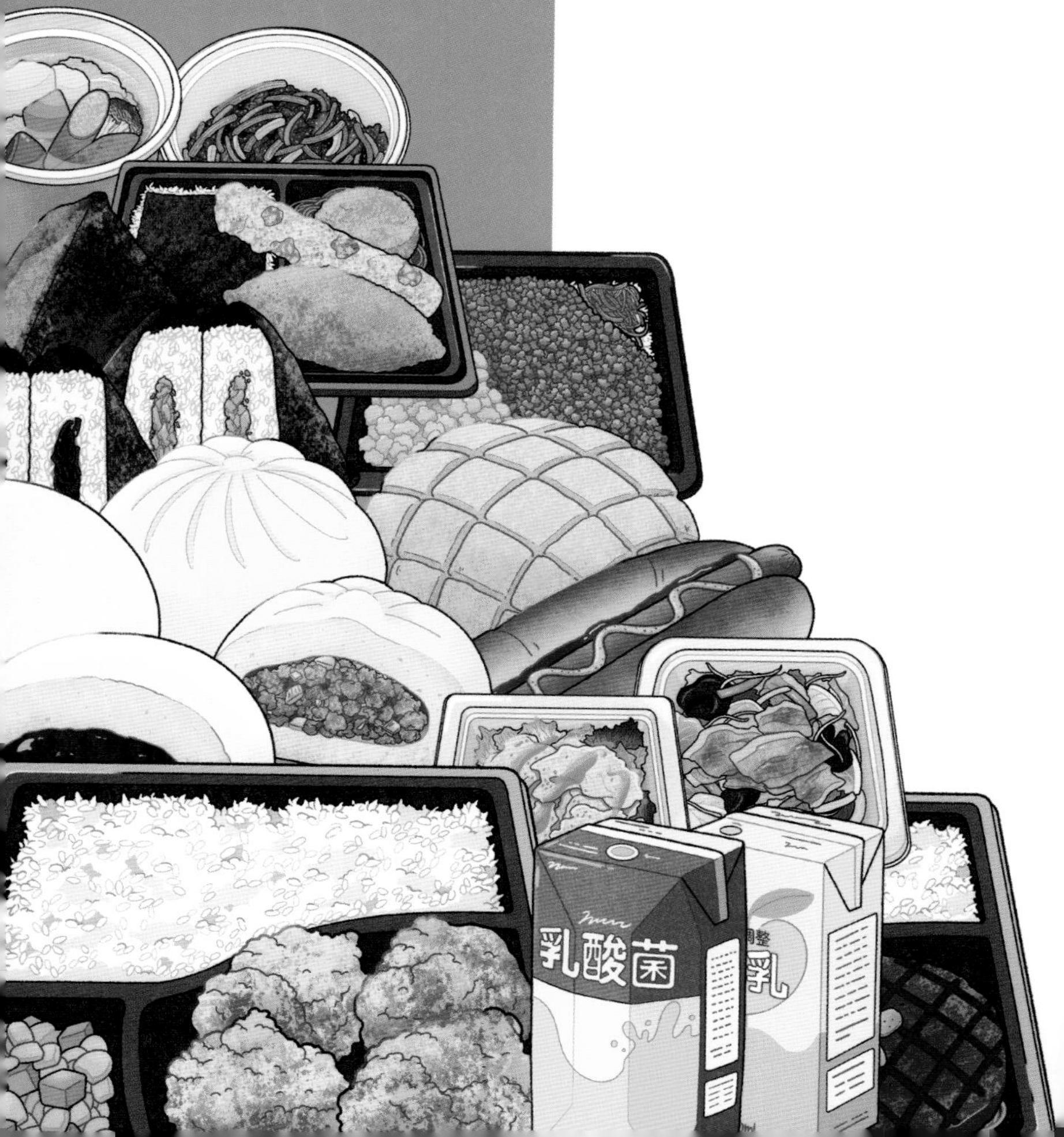

昆布おにぎり vs 鮭おにぎり

低糖質・高たんぱくの鮭
数十円プラスして、具材の大きいものを

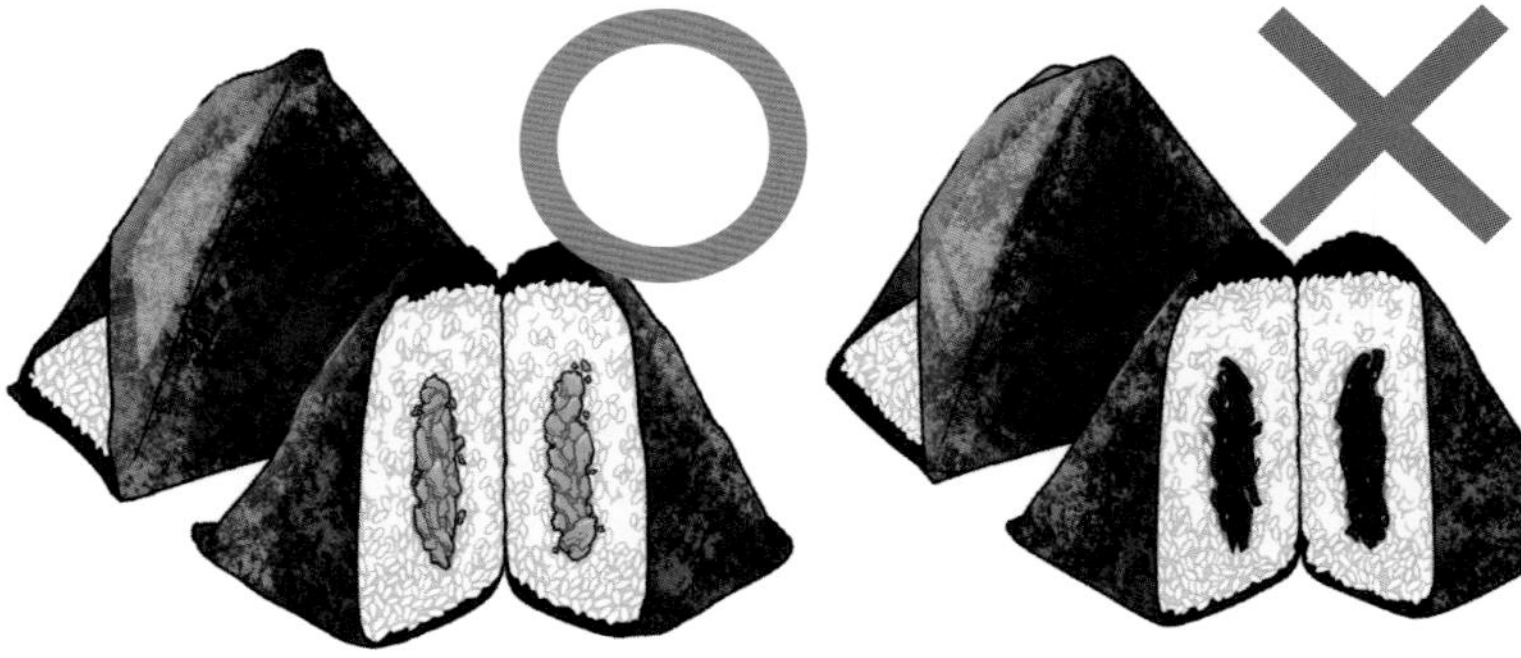

おにぎり 紅鮭（1個あたり）

熱　　量	181kcal	たんぱく質	5.0g
糖　　質	35.9g	脂　　質	1.8g
食物繊維	0.8g	食塩相当量	1.2g

おにぎり 昆布（1個あたり）

熱　　量	189kcal	たんぱく質	3.7g
糖　　質	40.6g	脂　　質	0.9g
食物繊維	1.6g	食塩相当量	1.2g

糖質を控えたいとはいえ、これから活動をはじめる朝に適度な糖質を補給することは重要です。ご飯から成るおにぎりは糖質が主体ですが、消化されてできるブドウ糖は、**脳の重要なエネルギー源**であり、活性化に役立ちます。

　鮭と昆布の具材を比較すると、糖質が少ない鮭に対して**甘辛く味付けされている昆布は調味料由来の糖質が気になります**。具材の重量が少ないので糖質量にすると大きな差ではありませんが、昆布の方が糖質量は

多い傾向にあります。

昆布からは食物繊維を摂れますが、おにぎりのみで比較するのであれば、**たんぱく質も一緒に摂れる鮭の方が栄養バランスは整いやすくなる**でしょう。値段は少し高めですが、中の具の比重が大きい贅沢タイプをおすすめします。

とはいえ、具材の量はせいぜい20g程度。たんぱく質量はこれだけでは足りませんので、副菜などで補えると良いでしょう。忙しいときにも取り入れやすいたんぱく源は牛乳や豆乳。200㎖パックの場合、6〜7g程度の補給になります。ちなみに、**たんぱく質は1日50g〜60gの摂取が必要**とされています。

具材に加えて、気をつけたいのはおにぎりの量です。コンビニおにぎり1個のご飯の量は約100〜110gでお茶碗の小盛り1杯と同じくらい、糖質は33〜39g前後となります。通常のお茶碗普通盛り1杯は150g程度です。おにぎりだけにせず、**主菜と副菜になるものも組み合わせる**ことが大切です。

また、白米のみのおにぎりではなく**雑穀入りのものを選ぶのもおすすめ**です。これらに含まれるマグネシウムは、血圧降下作用や血糖コントロールに関わりますし、食物繊維は血糖値上昇を緩やかにしてくれます。雑穀は噛み応えがあるため、早食いを防止し、満腹感を得やすいです。商品の改廃が激しいコンビニであっても、雑穀入りのおにぎりは常に展開されるようになってきました。

ソーセージパン vs メロンパン

菓子パンは血糖値を上げやすいので選ぶなら惣菜パン

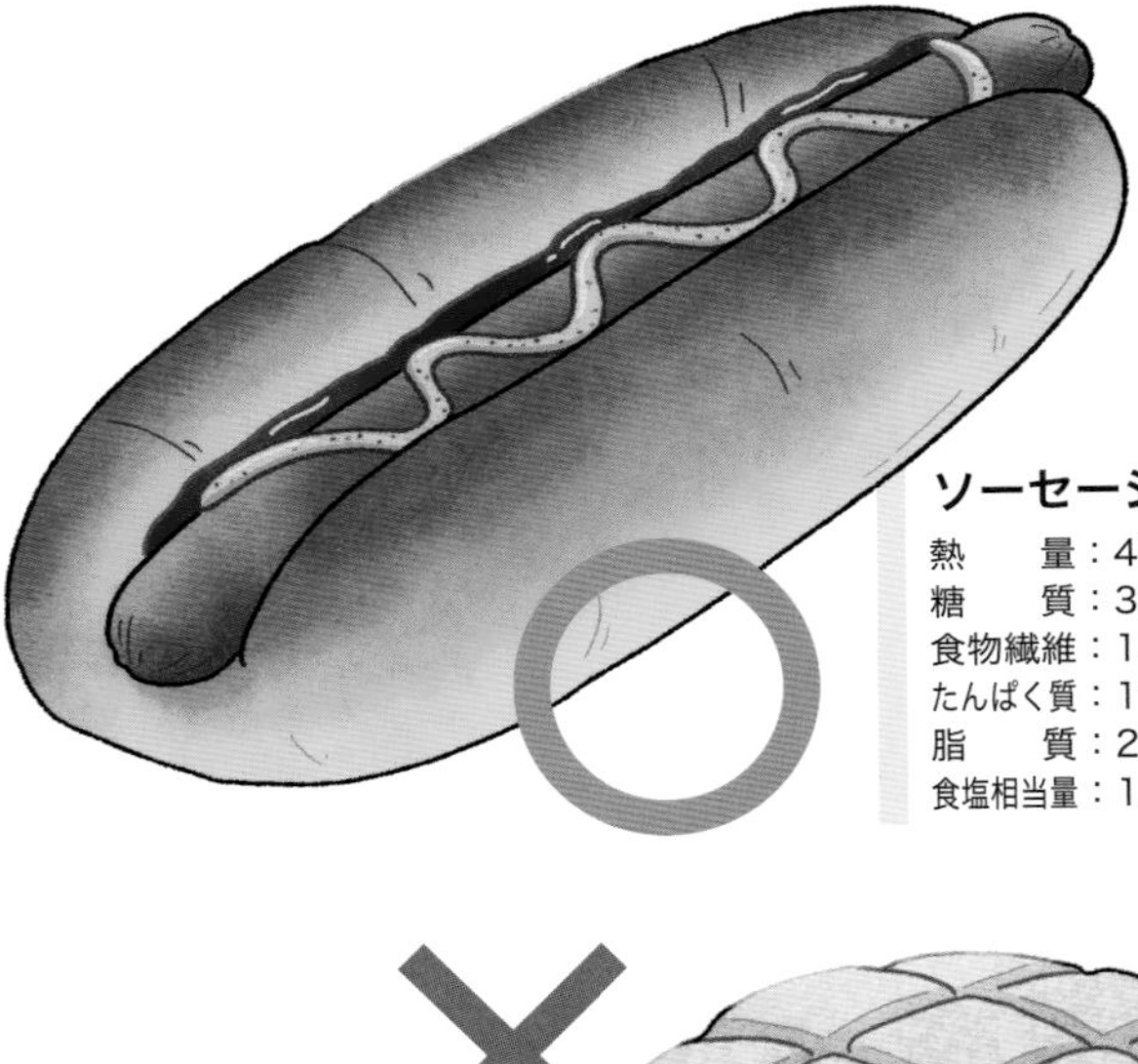

ソーセージパン（1個あたり）
熱　　量：406kcal
糖　　質：30.8g
食物繊維：1.1g
たんぱく質：11.1g
脂　　質：26.2g
食塩相当量：1.9g

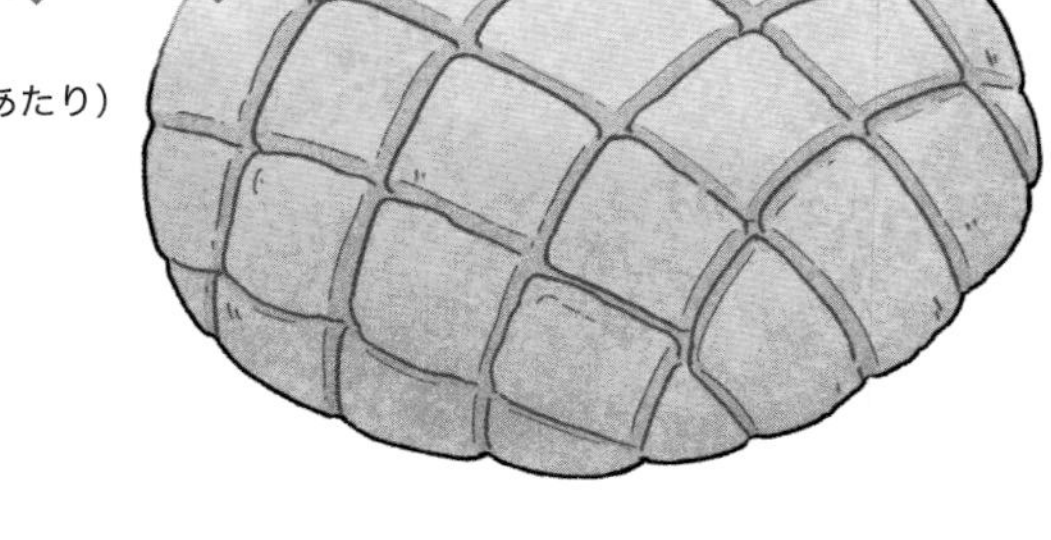

メロンパン（1個あたり）
熱　　量：338kcal
糖　　質：51.3g
食物繊維：1.2g
たんぱく質：6.9g
脂　　質：11.4g
食塩相当量：0.4g

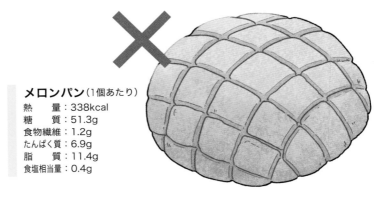

小麦粉から成るパンは糖質が高く血糖値を上げやすい食品ですが、特に砂糖を使う菓子パンはより高糖質で吸収が早く、血糖値が急上昇しやすい食品です。糖質が気になる方は避けた方が望ましいです。どうしても食べたい場合は、**量を減らす、たっぷりのサラダから食べる**などの工夫を。なかでもメロンパンは要注意。甘い上、バターを使ったクッキー生地をのせているため、脂質もエネルギーも高くなります。

惣菜パンは肉や魚、たまご、チーズなどのたんぱく質や調味油も一緒に摂れるため、血糖値の急上昇を抑えてくれる傾向があり、菓子パンよりはおすすめできます。とはいえ、糖質は低くはないので、やはり**サラダや惣菜も一緒にチョイスし、食物繊維の多い野菜を先に食べて糖の吸収を緩やかにする**などの工夫が必要でしょう。

ソーセージパンは高脂質なのが気になりますが、たんぱく質もしっかり摂れる点は良いでしょう。一方で、惣菜パンの中でもコロッケパンや焼きそばパンは要注意。メイン食材であるじゃがいもややきそば麺によって、糖質の値が高くなります。

パンの中でおすすめなのは、**食物繊維が多く含まれている全粒粉パンやライ麦パン、ふすまパン**などです。糖質は含むものの、通常のパンに比べて血糖値の上昇が緩やかです。最近は、コンビニのパンも積極的にエネルギーや糖質に配慮した商品が展開されています。

のり弁当 vs そぼろ弁当

のり弁はおかずに要注意。
どちらもご飯は多い傾向なので調整し、
野菜をプラスするのが望ましい

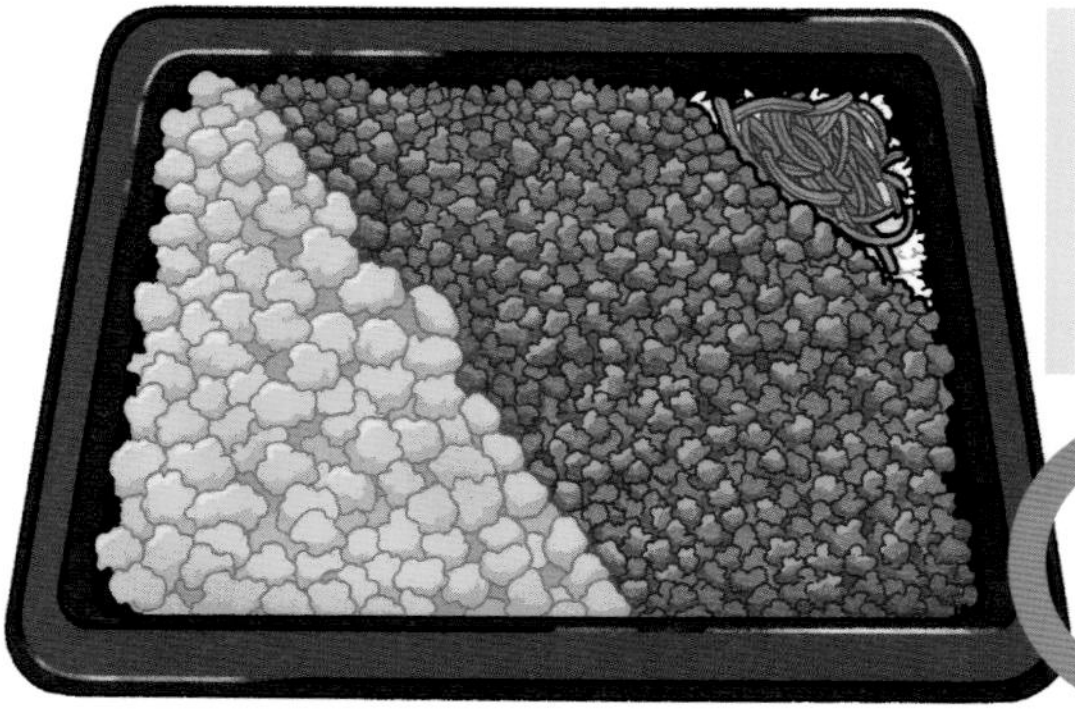

そぼろ弁当（1個あたり）
熱　　量：468kcal
糖　　質：81.0g
食物繊維：0.8g
たんぱく質：19.0g
脂　　質：7.4g
食塩相当量：3.0g

〇

×

のり弁当（1個あたり）
熱　　量：737kcal
糖　　質：111.7g
食物繊維：5.3g
たんぱく質：20.2g
脂　　質：22.1g
食塩相当量：3.4g

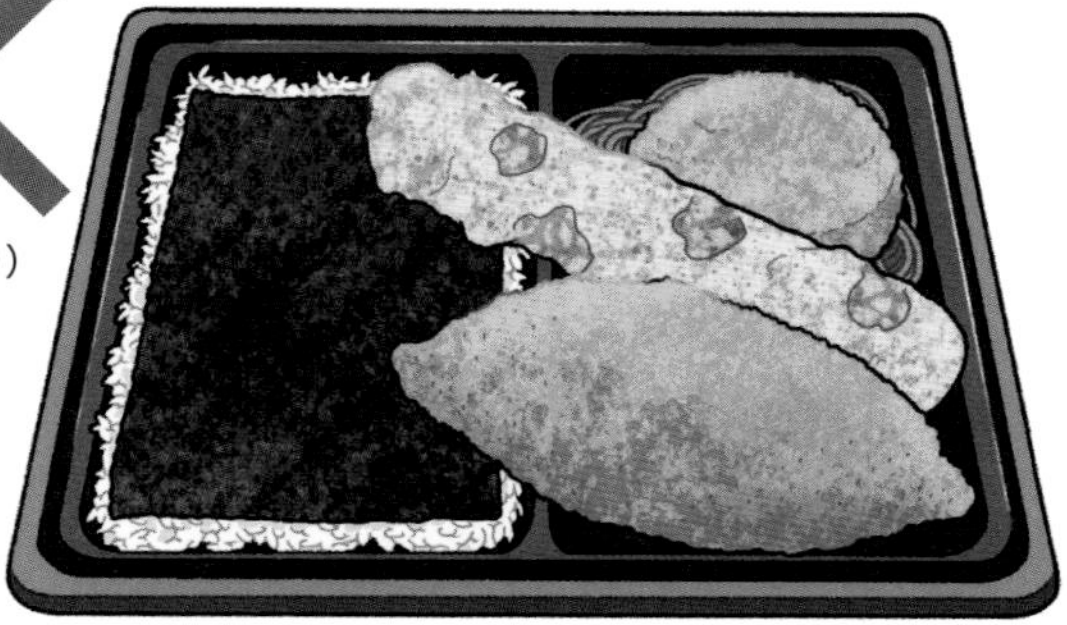

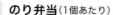

コンビニなどの中食における「のり弁」のおかずは、白身魚のフライ、ちくわの磯部揚げ、コロッケなどの揚げ物が主体となるケースがほとんどのため、エネルギー・脂質が高めです。糖質量も、衣に使われる炭水化物の量が加算され、サイズによっては100gを超える場合もあります。**揚げ物ばかりの具材ではなく、焼き魚や野菜類も入っていれば望ましい**です。

一方のそぼろ弁当も、鶏そぼろを甘辛く味付けする調味料由来の糖質は気になるものの、のり弁よりは低糖質な傾向です。ただし、そぼろ弁当の具材構成は、鶏そぼろ、たまごそぼろ、ご飯、漬物とシンプルなため、**野菜が不足しがち**。惣菜などで補えると良いでしょう。

注意したいのは、コンビニ弁当のご飯の量がどれも**250g前後とやや多め**なこと。ご飯茶碗では大盛り相当です。糖質量はそれだけで約90gにも及ぶため、**3分の1程度は残す**などの工夫をしましょう。

お弁当を選ぶ際は、主食（ご飯、麺など）、主菜（肉・魚・卵・豆腐など）、副菜（野菜・きのこ・海藻など）が揃っていることを前提に、なければ他の惣菜で足す工夫が大切です。ミニサイズのお弁当に、冷奴やおひたしなどの副菜を足すとバランスが整いやすくなります。最近は**コンビニでも健康志向のお弁当が増えてきている**ので、パッケージの栄養表記を確認してみると良いでしょう。

竜田揚げ弁当 vs ハンバーグ弁当

メイン具材はつなぎや衣、調味料、付け合わせの傾向からも判断を

竜田揚げ弁当
（1個あたり）

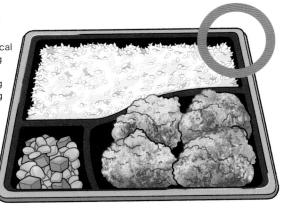

熱　　量：833kcal
糖　　質：94.7g
食物繊維：5.8g
たんぱく質：35.4g
脂　　質：33.4g
食塩相当量：5.8g

ハンバーグ弁当
（1個あたり）

熱　　量：763kcal
糖　　質：98.5g
食物繊維：6.5g
たんぱく質：31.5g
脂　　質：25.5g
食塩相当量：4.3g

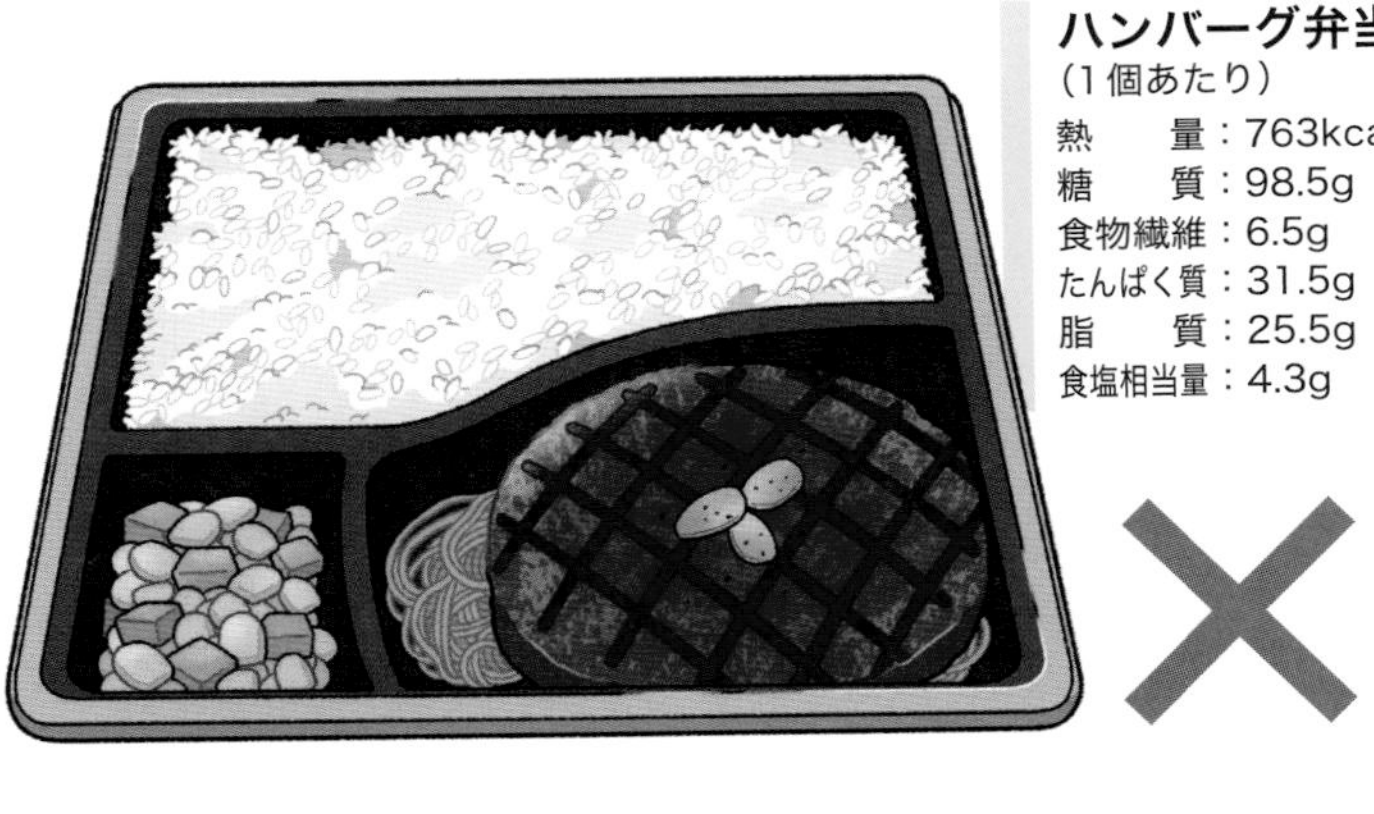

お弁当の具材によりますが、竜田揚げ弁当とハンバーグ弁当を比較すると、**糖質はハンバーグ弁当の方が高い傾向**にあります。

その理由の一つ目はメインの具材です。竜田揚げとハンバーグ単体を同じ120gで比較した場合、パン粉や小麦粉がつなぎとして使われていることから糖質量はハンバーグの方が多い傾向にあります。竜田揚げの衣に使われている片栗粉も糖質を含みますが、使用量は多くありません。

鶏肉、ひき肉自体はどちらも糖質をほとんど含まないので、**使われているつなぎや衣、調味料などが決め手**になると言えるでしょう。

糖質の差が出たもう一つの理由は、副菜にあります。ハンバーグ弁当の付け合わせは、ケチャップをベースにした甘めのナポリタンスパゲッティや、糖質を主体としたポテトフライ、ポテトサラダなど、**糖質が多めの具材構成になる傾向**があるためです。

竜田揚げも付け合わせによって糖質量が変わってくるため、**おかずが何であるか**も着目ポイントです。

ご飯の量は、前の項目で述べたように250g前後と多いため、残すなどの調整がどちらも必要です。野菜もあわせて摂り、栄養バランスを意識しましょう。

フライドチキンvs肉まんvsあんまん

小麦粉の使用量と中身の両方で
フライドチキンに軍配

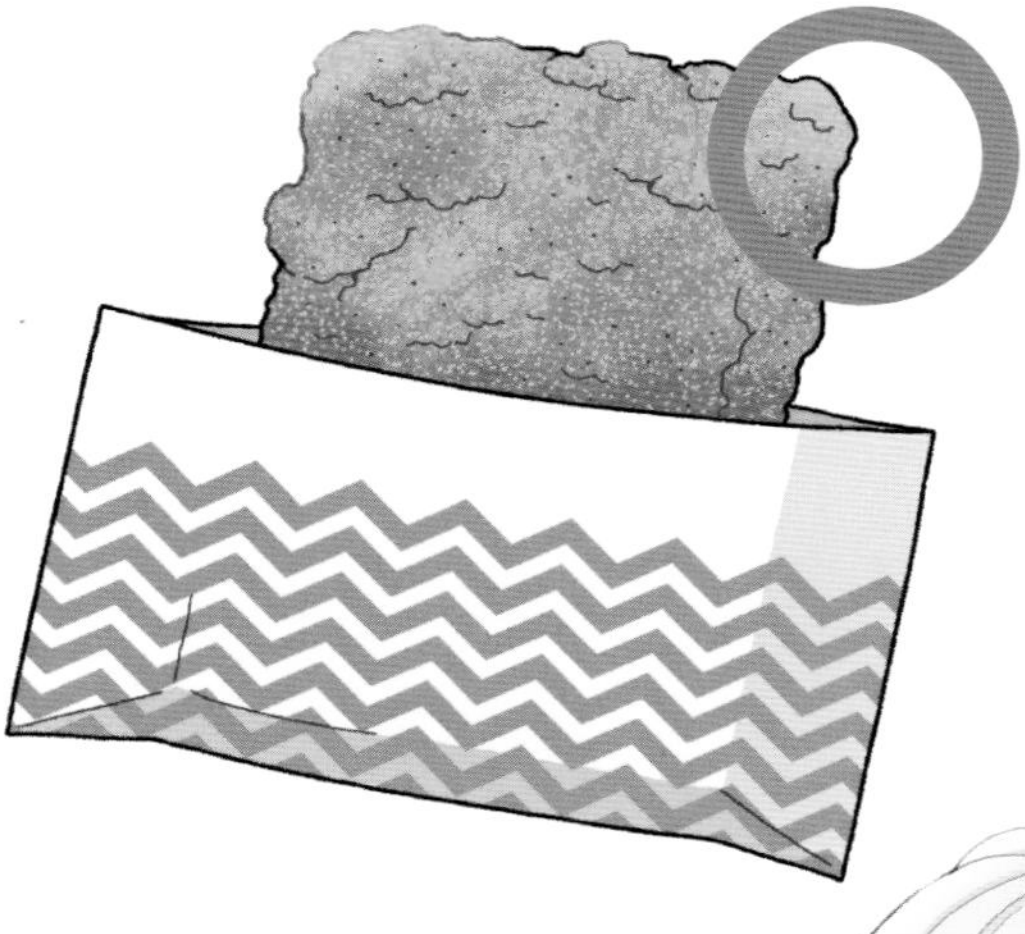

フライドチキン
（1個あたり）
熱　　量：250kcal
糖　　質：14.2g
食物繊維：0.6g
たんぱく質：14.1g
脂　　質：15.0g
食塩相当量：1.7g

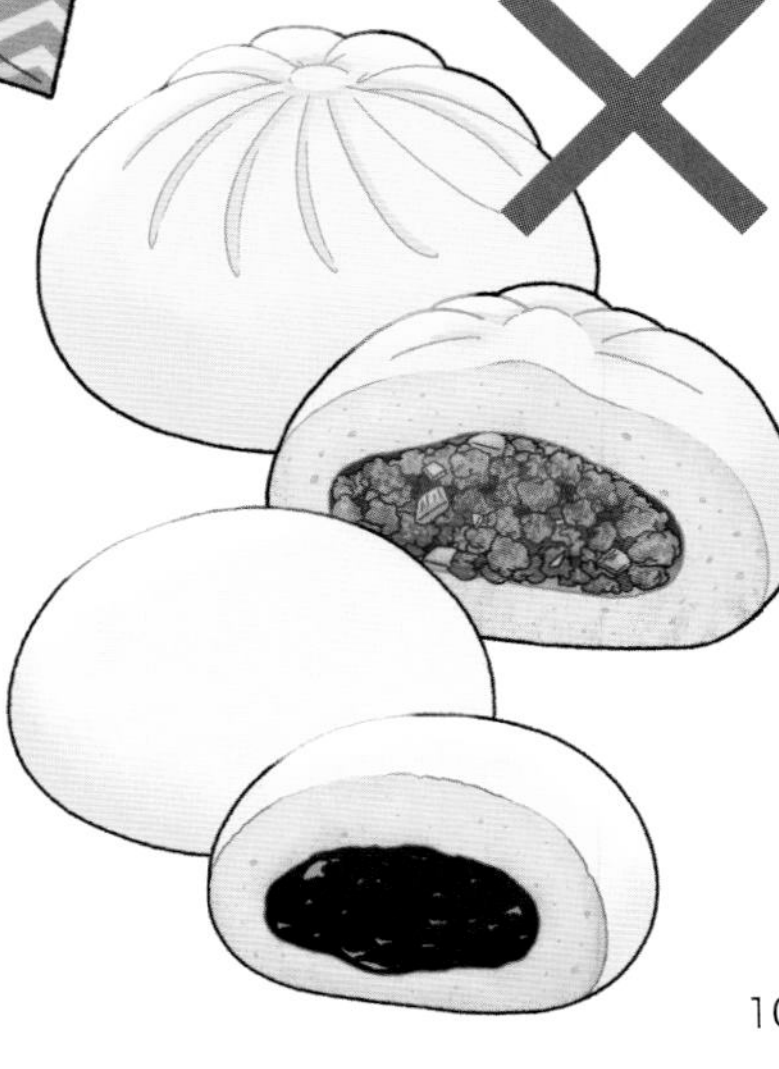

肉まん（80g）
熱　　量：218kcal　たんぱく質：4.5g
糖　　質：39.0g　脂　　質：4.2g
食物繊維：2.1g　食塩相当量：0g

あんまん（こしあん）（80g）
熱　　量：223kcal　たんぱく質：4.6g
糖　　質：38.4g　脂　　質：4.6g
食物繊維：2.6g　食塩相当量：0.1g

あんまん（つぶあん）（80g）
熱　　量：194kcal　たんぱく質：7.0g
糖　　質：32.2g　脂　　質：3.8g
食物繊維：2.6g　食塩相当量：1.0g

コンビニのレジ横で温められている人気のホットスナック。なかでも定番の3品ですが、糖質はそれぞれ差があります。

フライドチキンも中華まんも、生地や衣に小麦粉が使われていますが、**小麦粉の量としては中華まんの方が多く**、糖質は高くなります。中身を比べても、フライドチキンの鶏肉自体に糖質はほぼありませんが、中華まんの具材の味付けには砂糖が使われています。

特にあんまんは**中身のあんこに多くの砂糖が使われる**ため、肉まんよりさらに糖質が上がります。周りの生地や衣の部分と、中の具材の両方で糖質は中華まんが高い傾向です。

さらに、フライドチキンはたんぱく質や脂質も多いという点でも、中華まんよりも糖質を上げにくいと言えます。

フライドチキンはザクザクした食感や見た目を大きく見せる目的で衣が厚く仕上げられているものが多く、唐揚げと比較すると糖質は少し高い傾向です。しかし、実際は衣の量次第なので、**購入時の衣の厚さを一つの判断基準とする**と良さそうです。

ちなみに、あんまんの「つぶあん」と「こしあん」はほぼ栄養価が同じですが、つぶの方がやや**食物繊維量が多い**ので、どちらかと言えばつぶあんを選ぶ方をおすすめします。

豆乳 vs 乳酸菌飲料

乳酸菌は血糖値上昇抑制に有用だが、甘さを足してある“乳酸菌飲料”には注意

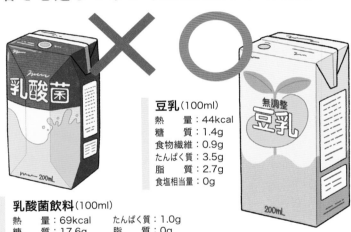

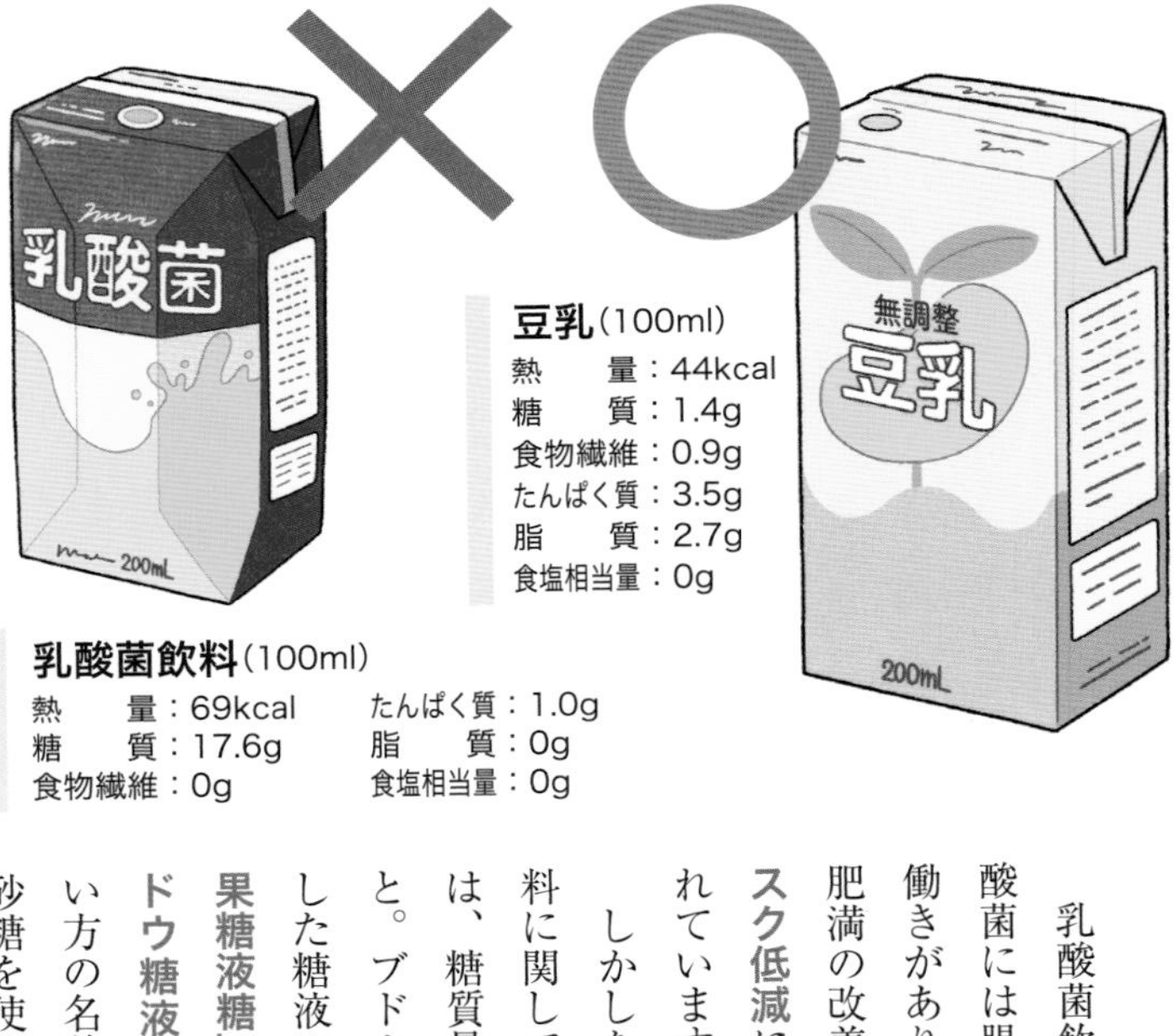

豆乳（100ml）
熱　　量：44kcal
糖　　質：1.4g
食物繊維：0.9g
たんぱく質：3.5g
脂　　質：2.7g
食塩相当量：0g

乳酸菌飲料（100ml）
熱　　量：69kcal
糖　　質：17.6g
食物繊維：0g
たんぱく質：1.0g
脂　　質：0g
食塩相当量：0g

乳酸菌飲料に含まれる乳酸菌には腸内環境を整える働きがあり、免疫力維持や肥満の改善、**糖尿病へのリスク低減**に役立つと考えられています。

　しかしながら、乳酸菌飲料に関して注意すべきなのは、糖質量が多いということ。ブドウ糖と果糖の混合した糖液である**「ブドウ糖果糖液糖」**または**「果糖ブドウ糖液糖」**（配合量が多い方の名前が前に来る）や砂糖を使い、甘さを出して

いるものもあります。

ブドウ糖は単糖として存在しており、ただちに吸収され血糖値を上げます。また、果糖は直接には血糖値を上げないものの、肝臓で中性脂肪の合成に利用されたりブドウ糖に変換されたりします。血糖値が高めの方は、糖質が使われている場合は注意が必要でしょう。

各飲料の種類にもよりますが、乳酸菌飲料100㎖あたりの糖質は17・7g程度と少なくありません。小さなボトル65㎖でも糖質量は11・5g。ペットボトルや紙パックで売られている500㎖程度のものは当然糖質量も多く、血糖値も上がりやすいため注意しましょう。

日常的に乳酸菌を摂ること自体は血糖値の上昇を抑えるサポートになり得ますが、**甘い乳酸菌飲料は血糖値を高める**ことを念頭に置きましょう。

一方、豆乳は糖質も少なく、豆乳に含まれる大豆たんぱくは、血糖値の上昇を穏やかにしてくれます。また、糖尿病と関係の深い、肥満の防止や血中コレステロールの低下作用も期待されています。大豆オリゴ糖も含まれますが、これは善玉菌のエサになり腸内環境を整えるのにも役立ちます。砂糖などが添加されていない**無調整豆乳**を選ぶのがおすすめです。

ご飯と食べるのに
おすすめの主菜

糖質の少ない肉や野菜
どう調理しているかがカギ

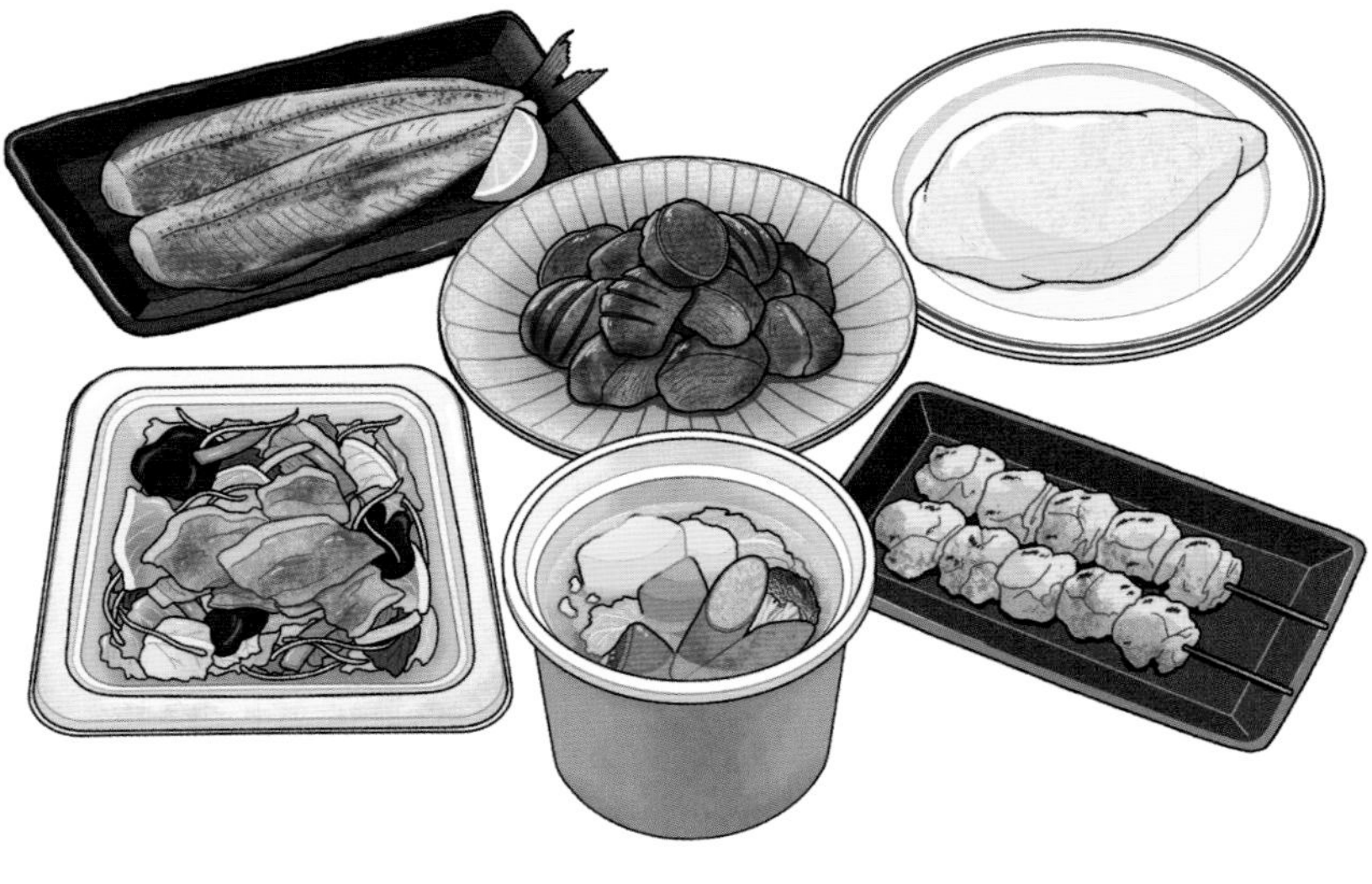

低糖質な商品の例（1個あたりの糖質量）

サラダチキン	：0g
焼き鳥（もも1本）	
—しお	：0.1g
—たれ	：1.3g
ほっけの塩焼き	：0.1g
赤魚の煮付	：9.3g
あらびきソーセージ	：1.5g
キムチ鍋	：6.4g
ポトフ	：5.5g
砂ぎも	：2.7g
中華炒め	：9.9g

糖質以外の栄養価は巻末に記載。

ご飯茶碗一杯の糖質量は約53gとしっかりありますから、これと合わせる主菜や副菜には、糖質が低くたんぱく質や食物繊維が多く含まれている食品を選ぶと良いでしょう。

右ページに糖質10g以下の主菜（主にたんぱく質源となるもの）を挙げました。肉や魚自体は糖質が高くありませんので、味付けなどの調味に気をつけると良いでしょう。照り焼きや、ケチャップ、ソースなどは糖質が高いことを覚えておきましょう。

コンビニなどの惣菜は、嗜好面でも、日持ちの面からも、塩分は高めのものが多い傾向にあります。裏面の栄養成分表示を見て確認してください。

サラダチキンは低糖質の定番ですが、商品によっては2・8g、つまり1食分以上の塩分が含まれる場合もあります。減塩タイプを選ぶなど工夫しましょう。焼き鳥も低糖質ですが、前述（P79）のようにタレよりも塩を選ぶとより糖質を抑えられます。

魚料理も同様に、煮つけより塩焼きがおすすめです。

鍋やポトフなどの主菜にもなる汁ものは満腹感が得られ、野菜が多いので食物繊維も摂れて栄養を整えやすくおすすめです。

肉と野菜の炒め物は、中華系のものだと甘さが少なく、たんぱく質や食物繊維、ビタミンやミネラルも摂ることができます。糖質も大抵少ない傾向にあり、おすすめです。

高糖質のものと合わせるのに
おすすめの副菜

サラダは基本的におすすめ
ドレッシングや糖質の高い具材には気をつけて

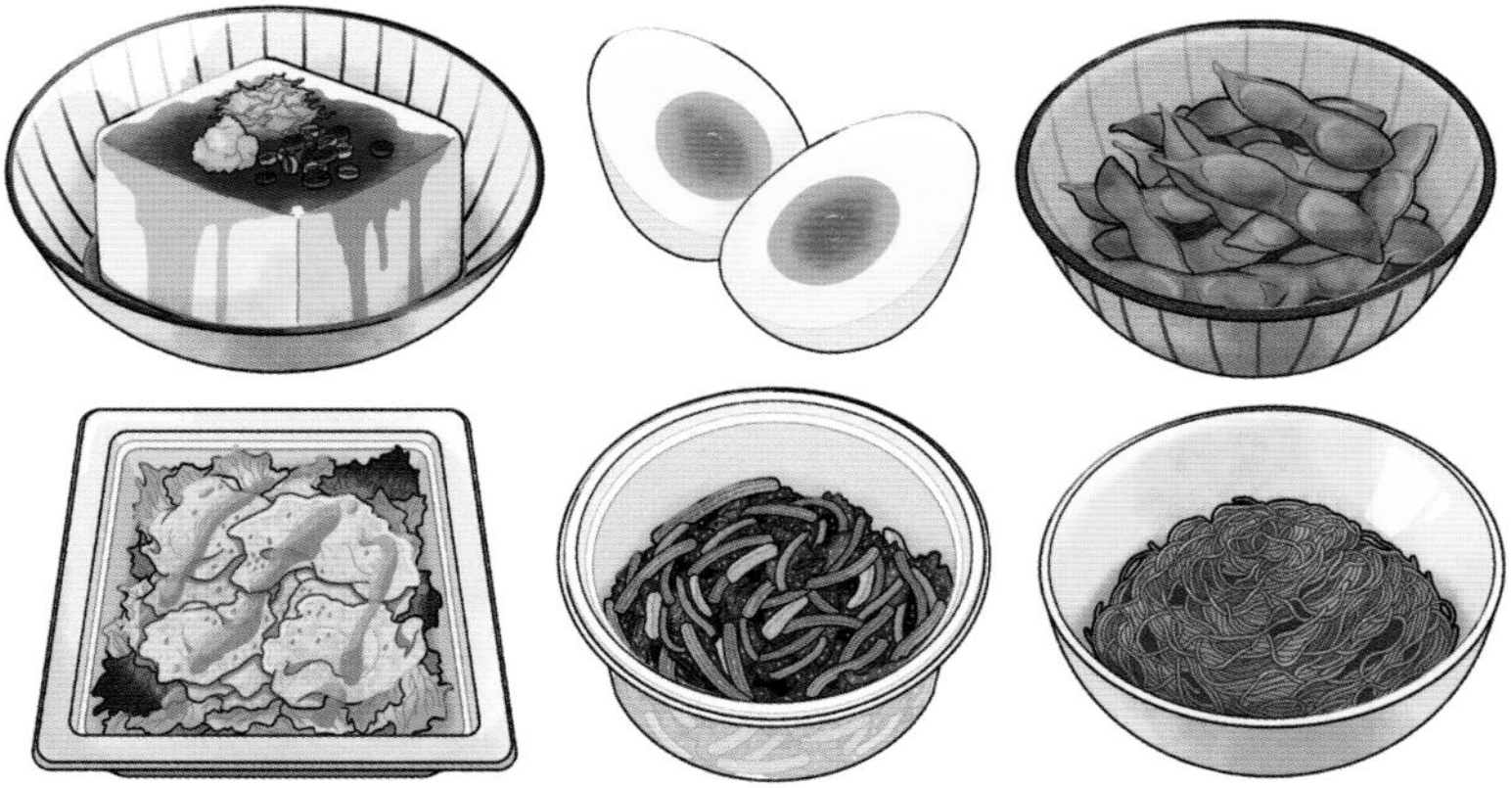

低糖質な商品の例（1個あたりの糖質量）

ゆで卵	：0.6g
スモークタン	：0.6g
冷奴	：6.8g
納豆	：3.2g
卯の花	：4.0g
豚汁	：5.3g
豚しゃぶサラダ	：1.8g
コールスロー	：7.4g
ほうれん草の胡麻和え	：11.6g
ナムル	：1.9g
めかぶ	：1.3g
野菜スティック	：6.6g
きんぴらごぼう	：11.6g
白和え	：6.8g
チーズ	：0.3g
枝豆	：5.6g
いか焼き	：2.8g

糖質以外の栄養価は巻末に記載。

糖質が高いものと一緒に食べるなら、合わせて買うものは**糖質が低いことが前提**です。それに加え、血糖値を上げすぎないように、**食物繊維やたんぱく質を多く含むものを食べる**、さらに食べる順序も**低糖質のものから先に食べる**などの工夫が必要です。また、早食いせず、よく噛んで食べるような根菜類を使ったメニューも良いでしょう。右ページに挙げたおすすめの候補を参考にしてください。

サラダは基本的におすすめなのですが、**かぼちゃ、じゃがいも、さつまいも、コーン**など**糖質の高めな具材には注意**しましょう。おすすめのトッピングはきのこや海藻などの**食物繊維を多く含むもの**です。

ドレッシングの材料になる酢は、血糖値上昇を抑制すると言われるため使用を推奨したいものの、種類によっては糖質や塩分が高いものもあるので気をつけましょう。全部を一気にかけず、味をみながら足すことをおすすめします。

豚しゃぶサラダなど、**ぽん酢しょうゆで食べるタイプのものは味付けの糖質も塩分も低くて安心**です。

レタスなどの生野菜はかさがある反面、重量にするとさほど野菜を摂れていないことも。同程度の容量なら、おひたしやごま和えなど**加熱したものの方が野菜量を多く摂れ**、おすすめです。また、冷奴や卯の花など、大豆メインのメニューもたんぱく質や食物繊維が同時に摂れるので選択したいアイテムです。

番外編

家で調理するときのポイント

基本はバランスが整いやすい定食形式に

たんぱく質の供給源。
芋類やかぼちゃ、とうもろこしは
摂りすぎに注意。

盛り付けは、
ボリューム感の出る
浅く広い器を一人分ずつ。

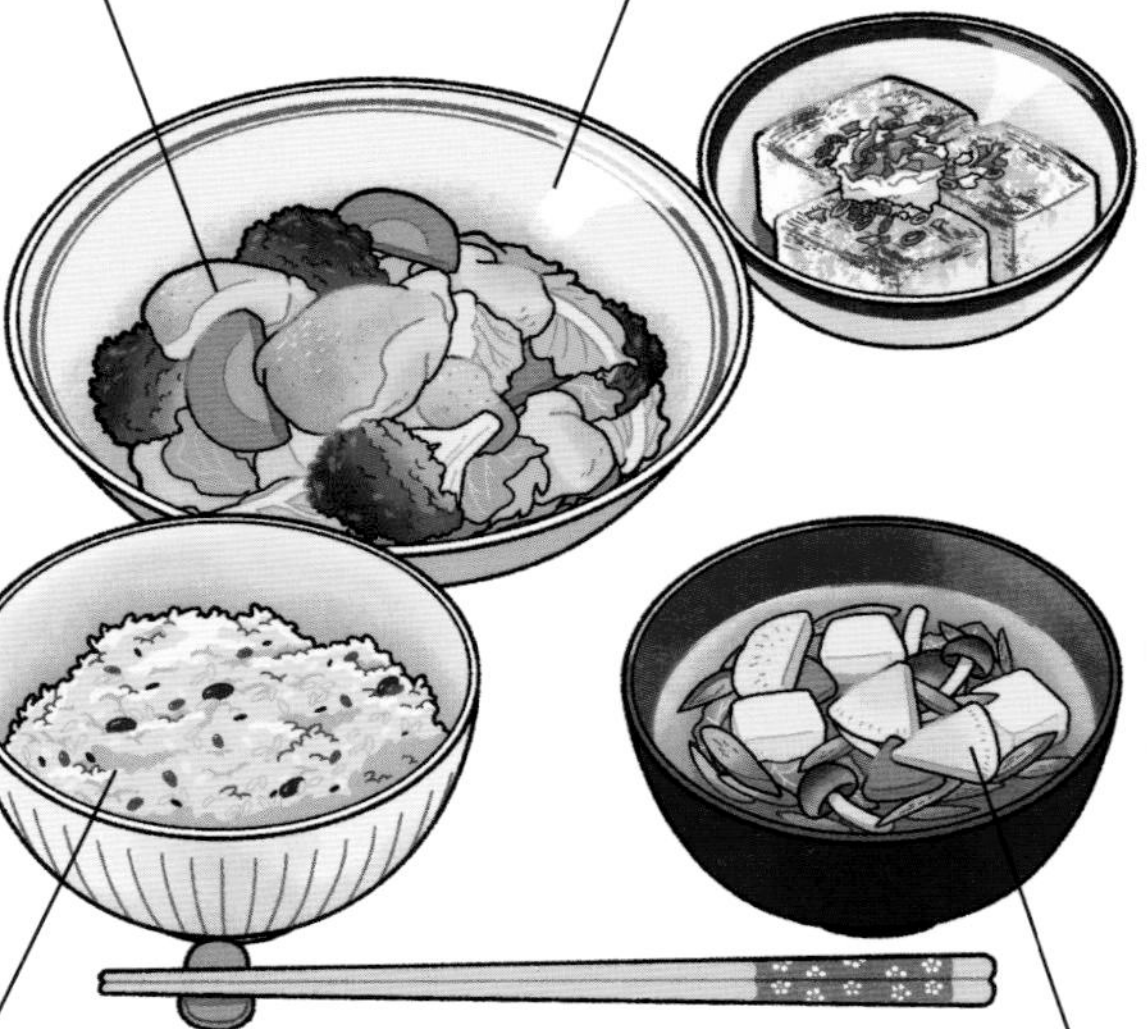

未精製の白米より
雑穀米などがおすすめ。

野菜や海藻、大豆製品
などで具だくさんに。

食事は主食・主菜・副菜を用意し、栄養バランスを整えやすくすることが基本。準備が難しければ市販の惣菜と組み合わせても大丈夫です。栄養成分をチェックし、糖質やエネルギー摂取の目安にしましょう。

市販のブロッコリーやほうれん草などの冷凍野菜、鯖やツナなどの缶詰も便利なので活用してみるのも良いでしょう。

主食は糖質が主体です。雑穀米をブレンドしたり、全粒粉のパンや、市販で増えてきている低GI麺の選択をしましょう。未精製の白いものより茶色いものの方がおすすめです。糖質をエネルギーへ変えるのに必要なビタミンB_1や食物繊維が多く、歯ごたえがありよく噛むことにつながるため、血糖値の急激な上昇を防ぎます。

汁物は野菜で具だくさんにしましょう。野菜は加熱でかさが減るため、量を多く摂りやすくなり、汁の割合が減ることで減塩にもつながります。汁物によく合う海藻や大豆製品は、血糖コントロールに関与するマグネシウムが豊富なため、おすすめです。

味噌は減塩タイプを使用するなど濃くなりすぎないようにします。しっかりと出汁を効かせると満足度が増し、これも減塩につながります。昆布とかつおなど、合わせだしはうまみを強く感じるため、よりおすすめです。白だしや粉末だし、顆粒だしなどの市販のだしは塩分の高いものが多いので塩分表示をチェックし、少ないものを選択しましょう。

主菜は主にたんぱく質源になります。肉・魚・卵・大豆製品・乳製品を**毎食片手の平一盛りを目安**に摂りましょう。偏らないようさまざまな食品を使うことでバランスが整いやすくなります。特に、善玉コレステロールを増やす魚と大豆製品は、週3日以上の摂取を目標にしましょう。これらに野菜を多めに加えてボリュームを出すと良いでしょう。一方で、かぼちゃ、じゃがいも、さつまいもなどの芋類やとうもろこしは糖質が高めのため注意。こぶし1つ分以上摂るときは、ご飯量を一口大減らしましょう。きのこ類は食物繊維が多いのでおすすめです。

調理法は、**揚げる**、**炒める**より、**煮る**、**蒸す**、**焼く**、**茹でる方がカロリーダウンに**。炒める際には、フッ素樹脂のフライパンがくっつきにくく、油を多く使わずに済みます。飽和脂肪酸が多く、コレステロールを上げるバターよりはサラダ油やオリーブ油を利用しましょう。

調味料の糖質や塩分量にも注意。砂糖やみりんは糖質量が多いので気をつけます。お酢や香味野菜、スパイスなどを効かせることで風味の底上げにつながり、塩や砂糖を減らすことにつながります。特に、お酢には血糖値の急上昇を抑える働きがあるとの報告もあります。

盛り付けは食べる量を把握でき、食べ過ぎを防止できるように、**大皿ではなく一人分ずつ盛り付けましょう**。器は小ぶりのものを。毎日使うため、それだけでも摂取量に影響します。浅く広い器だと、見た目に小さく感じにくいのでボリュームを感じられます。

colmun5 コラム

食事以外で血糖値を変動させる要因

食事は血糖値が高くなる要因の一つですが、食事以外にも血糖値に影響を与える要因は多く存在します。さまざまな要素が重なり合うこともあります。人によってそれぞれ原因が異なるので、自分に当てはめて考えて、改善ができるか考えてみましょう。特に気になるものを挙げていきます。

ストレス

ストレスは体内でストレスホルモン（コルチゾールやアドレナリンなど）の分泌を促し、これらのホルモンが血糖値を上昇させることがあります。ストレスにより過食や飲酒が増えれば、肥満や血糖値上昇につながります。身体を休めたり、適度な運動をする、趣味での解消など、暴飲暴食以外でストレスを軽減する方法を実践できると良いでしょう。

睡眠の質や量

不十分な睡眠や睡眠の質の低下は、インスリンの感受性を低下させ、血糖値に悪影響を及ぼすことがあります。毎日同じ時刻に就眠・起床をして体内時計を整えること、睡眠を妨げる原因となる夜遅くの食事をしないこと、適度な運動などが睡眠を良質にすることに有効です。

運動不足（活動量）

適度な運動は血糖値を安定させるのに役立ちます。逆に、運動不足は血糖値のコントロールを難しくする可能性があります。短時間の運動でも頻繁に行えば効果がありますので、いつもより速足で歩いたり、昼休憩に散歩をするなど、続けやすいレベルで実践しましょう。

喫煙

喫煙は体のインスリン抵抗性を高めること、交感神経を刺激し、血糖を上昇させることが知られています。たばこを吸う人は、糖尿病にかかりやすいことが知られており、喫煙本数が多いほど糖尿病になりやすく、禁煙した人はリスクの低下がみられます。喫煙は血糖値と全体的な健康に悪影響を及ぼすため、糖尿病のリスクを減らすためには禁煙が推奨されます。

薬剤

一部の薬剤は血糖値に影響を及ぼす可能性があります。例えば、ステロイドや一部の向精神薬は血糖値を上昇させることが知られています。

他にも、アルコール、遺伝、加齢、病気などの要因があります。

colmun6 コラム

「糖質ゼロ」や「ノンカロリー」は肥満や糖尿病対策になる？

人工甘味料は血糖コントロールに有用なの？

人工甘味料とは化学的に合成されて作られた甘味料で、飲料や食品に使われています。

砂糖よりも甘味が強く、少量でも甘さが感じられることから、摂取エネルギーが抑えられます。また、ブドウ糖が含まれていないので、摂取後の血糖値（ブドウ糖の濃度）を上昇させません。

人工甘味料は血糖値やインスリン分泌に直接の影響を与えないため、砂糖の代わりに使うことで糖質やエネルギーの摂取を軽減し、肥満や糖尿病の予防や治療に有用とされることがあります。

一方で、糖代謝の異常を招くなど、肥満や糖尿病に悪影響な可能性をあげている報告もあり、血糖コントロールに与える影響はまだよく分かっていません。習慣的に取り入れるにはまだリ

はまだリスクがあることも知っておくべきでしょう。

また、最近ではダイエット目的で人工甘味料を使ったスイーツやドリンクが増えていますが「ノンカロリー」や「カロリーゼロ」、「糖質ゼロ」などと表示されていても、少量は含まれていることもあります。

食品表示基準では、100g（または飲料100㎖）中、エネルギーにおいては5㎉未満であれば「ノンカロリー」や「カロリーゼロ」などと、糖質や糖類は0.5g未満であれば「糖質ゼロ」などと表示が可能なのです。

いずれも少ないことには変わりませんが、ゼロだからといって摂りすぎには注意しましょう。

例えばエネルギーで言えば、ゼロと謳われたドリンクであっても、500㎖（ペットボトル1本分）飲めば25㎉未満の間でエネルギーを摂っている可能性があります。

日本で使用が認められている人工甘味料

品名	甘味度
アスパルテーム	100~200
アセスルファムカリウム	200
アドバンテーム	14,000~48,000
サッカリン	200~700
スクラロース	600
ネオテーム	7,000~13,000

「公益財団法人 日本食品化学研究振興財団 指定添加物リスト（規則別表第1）」および、「独立行政法人農畜産業振興機構ホームページ：砂糖以外の甘味料について」を参照。

栄養価一覧表

	品目	重量	エネルギー	糖質	食物繊維	たんぱく質	脂質	食塩相当量
外食編①	生姜焼き定食	637g	743kcal	79.0g	9.0g	25.2g	31.4g	5.7g
	さばの味噌煮定食	590g	631kcal	82.0g	6.1g	27.3g	15.5g	6.5g
	チキン南蛮定食	1食あたり	1067kcal	104.0g	7.3g	30.0g	37.1g	5.9g
	ハンバーグ定食	1食あたり	859kcal	94.1g	10.1g	28.5g	38.4g	5.0g
	牛丼	1杯あたり	733kcal	(炭水化物)	104.1g	22.9g	25.0g	2.5g
	ねぎとろ丼	1杯あたり	609kcal	(炭水化物)	99.0g	30.0g	10.2g	1.5g
	親子丼	517g	659kcal	113.3g	4.8g	23.6g	8.6g	3.8g
	カツ丼	530g	841kcal	121g	5.2g	25.0g	24.5g	4.3g
	ポテトサラダ(牛丼)	100g	128kcal	6.5g	6.4g	6.5g	9.1g	0.5g
	キムチ	40g	11kcal	1.3g	0.9g	1.3g	0g	1.2g
	チーズバーガー	118g	307kcal	29.5g	1.5g	15.8g	13.4g	1.9g
	フィッシュバーガー	141g	336kcal	35.9g	2.1g	14.7g	14.1g	1.7g
	フライドポテト	74g	225kcal	25.4g	2.6g	2.9g	11.2g	1.9g
	ナゲット	104g	336kcal	13.1g	1.2g	15.3g	16.0g	0.7g
	醤油ラーメン	758g	432kcal	65.1g	7.4g	21.1g	8.6g	6.7g
	タンメン	749g	510kcal	65.6g	8.2g	21.6g	17.1g	8.5g
	そば	266g	282kcal	49.0g	5.2g	8.1g	1.5g	2.7g
	うどん	266g	223kcal	44.2g	2.5g	5.4g	0.5g	3.2g
	肉うどん	585g	456kcal	63.0g	3.4g	13.5g	13.1g	5.3g
	きつねうどん	570g	398kcal	66.3g	3.9g	12.9g	7.0g	5.4g
	海老天	28g	51kcal	1.5g	0.1g	5.0g	2.9g	0.1g
	かき揚げ	52g	96kcal	6.0g	0.7g	3.1g	6.6g	0.3g
外食編②	カルボナーラ	364g	676kcal	63.3g	7.0g	22.7g	33.4g	4.6g
	ナポリタン	360g	605kcal	71.5g	8.4g	14.5g	27.3g	4.2g
	マルゲリータ	182g	548kcal	54.2g	3.7g	21.0g	28.0g	2.4g
	クワトロフォルマッジ	216g	722kcal	51.5g	2.3g	30.9g	44.8g	3.2g
	コーヒー	140g	6kcal	1.0g	-	0.1g	-	0g
	紅茶	140g	1kcal	0.1g	-	0.1g	0g	0g
	ツナサンド	105g	318kcal	13.4g	1.3g	9.9g	23.5g	1.1g
	卵サンド	101g	257kcal	13.5g	1.3g	8.3g	17.6g	0.9g
	バタートースト	100g	293kcal	38.0g	3.8g	6.7g	10.8g	1.3g
	麻婆豆腐	200g	276kcal	5.7g	2.0g	15.6g	21.1g	3.0g
	回鍋肉	200g	320kcal	9.4g	2.6g	10.2g	26.0g	2.5g
	餃子	120g	251kcal	25.0g	1.4g	7.0g	12.0g	1.4g
	シュウマイ	120g	229kcal	21.4g	1.6g	9.0g	10.4g	1.6g
	マンゴープリン	100g	95kcal	14.5g	0.7g	2.0g	3.3g	0g
	杏仁豆腐	100g	70kcal	10.0g	0.7g	2.3g	2.7g	0.1g
	豆花	100g	54kcal	4.1g	0.8g	4.1g	2.6g	0g
	ハラミ	100g	288kcal	0.3g	0g	13.1g	25.9g	0.1g
	ロース	100g	221kcal	0.1g	0g	15.1g	15.8g	0.1g
	カルビ	100g	338kcal	0.2g	0g	14.4g	31.0g	0.1g
	チョレギサラダ	144g	71kcal	5.0g	2.9g	2.6g	3.8g	2.0g
	シーザーサラダ	167g	223kcal	13.4g	2.0g	4.4g	17.3g	1.6g
	にぎり(まぐろ赤身)	63g(2貫)	86kcal	13.2g	0.5g	6.1g	0.3g	0.3g
	にぎり(まぐろトロ)	63g(2貫)	132kcal	13.2g	0.5g	4.7g	5.7g	0.3g
	お好み焼き	359g	622kcal	68.7g	3.9g	18.0g	28.0g	2.7g
	もんじゃ焼き	525g	525kcal	35.2g	4.0g	9.6g	35.8g	3.4g
	寄せ鍋	779g	320kcal	15.7g	5.4g	41.0g	8.3g	5.3g
	すき焼き	466g	467kcal	25.1g	5.8g	27.6g	25.3g	4.1g
	しゃぶしゃぶ	665g	419kcal	10.8g	6.0g	30.9g	26.4g	1.6g
	野菜サラダ	62g	10kcal	1.54g	0.72g	0.47g	0.06g	-
	ドレッシング	17g	15kcal	2.71g	0.03g	0.53g	0.02g	1.3g

飲み会編

品目	重量	エネルギー	糖質	食物繊維	たんぱく質	脂質	食塩相当量
ミックスナッツ	25g	163kcal	3.4g	1.8g	4.5g	14.2g	0.002g
焼きナス	106g	42kcal	4.48g	1.66g	4.62g	0.23g	2.8g
枝豆	138g	173kcal	5.24g	6.9g	16.15g	8.56g	-
冷ややっこ	334g	198kcal	5.64g	2.91g	19.74g	10.62g	2.7g
出汁巻き卵	70g	87kcal	0.35g	-	7.7g	6.44g	0.8g
カルパッチョ	121g	237kcal	2.21g	0.42g	16.04g	19.12g	1.1g
生ハム	15g	37kcal	0.08g	-	3.6g	2.49g	0.8g
ほっけ	250g	258kcal	0.25g	-	43.25g	11.0g	0.5g
さんま	72g	198kcal	0.07g	-	12.49g	17.66g	3.3g
刺身（盛り合わせ1皿）	573g	803kcal	2.75g	-	125.89g	38.33g	1.6g
ステーキ	129g	330kcal	0.56g	-	18.0g	28.51g	1.3g
マカロニサラダ	124g	208kcal	19.64g	2.25g	5.53g	12.43g	2.0g
冷凍コロッケ	60g	95kcal	15.18g	-	2.76g	2.94g	0.4g
炒飯	407g	656kcal	92.96g	4.84g	19.17g	23.0g	3.9g
雑炊	236g	310kcal	57.02g	3.09g	10.9g	3.75g	2.4g
大根	1個あたり	12kcal	2.2g	0.9g	0.3g	0.1g	0.4g
しらたき	1個あたり	4kcal	0.2g	1.6g	0.1g	0.1g	0.5g
こんにゃく	1個あたり	5kcal	0.4g	1.4g	0.1g	0g	0.8g
卵	1個あたり	77kcal	1.3g	0.1g	6.7g	4.9g	0.6g
牛すじ	1個あたり	31kcal	0.2g	0g	4.3g	1.5g	0.3g
がんもどき	1個あたり	54kcal	0.6g	0.4g	4.5g	3.6g	0.06g
焼き豆腐	1個あたり	60kcal	0.3g	0.4g	5.4g	4.1g	0.01g
厚揚げ	1個あたり	58kcal	0.8g	0.7g	4.2g	4.4g	0.02g
ちくわぶ	1個あたり	64kcal	12.6g	0.7g	2.3g	0.3g	0.4g
もち巾着	1個あたり	96kcal	12.0g	0.4g	4.9g	3.1g	0.01g
さつま揚げ	1個あたり	58kcal	7.0g	0.5g	3.1g	1.9g	1g
ちくわ	1個あたり	33kcal	3.3g	0g	3.3g	0.8g	0.7g
はんぺん	1個あたり	29kcal	3.4g	0.2g	3.6g	0.1g	0.6g
つみれ（魚肉）	1個あたり	58kcal	1.0g	0.2g	6.8g	2.9g	0.8g
塩	91g	120kcal	0.1g	0g	15.6g	5.0g	1.0g
たれ	102g	139kcal	3.2g	0g	15.9g	5.0g	1.0g
もも	100g	190kcal	0g	0g	17.0g	13.5g	0.2g
むね	100g	133kcal	0.1g	0g	17.3g	5.5g	0.1g
鶏皮	100g	466kcal	0g	0g	6.8g	46.7g	0.1g
レバー	100g	100kcal	0.6g	0g	16.1g	1.9g	0.2g
ささみ	100g	98kcal	0.1g	0g	19.7g	0.5g	0.1g
つくね	100g	235kcal	7.4g	1.9g	13.5g	14.8g	1.8g
軟骨	100g	54kcal	0.4g	0g	12.5g	0.3g	1.0g
砂ぎも	100g	86kcal	-	0g	15.5g	1.2g	0.1g
ビール	500ml	197kcal	15.6g	0g	1.5g	0g	0g
日本酒	180ml	193kcal	8.8g	2.3g	0.7g	0g	0g
焼酎	110ml	144kcal	0g	0g	0g	0g	-
ウイスキー	60ml	134kcal	0g	0g	0g	0g	0g
赤ワイン	220ml	150kcal	3.3g	0g	0.4g	0g	0g
白ワイン	180ml	165kcal	4.4g	0g	0.2g	0g	0g

間食編

品目	重量	エネルギー	糖質	食物繊維	たんぱく質	脂質	食塩相当量
柿の種	30g	136kcal	（炭水化物）	20.9g	3.6g	4.2g	0.4g
ビーフジャーキー	30g	92kcal	1.9g	0g	16.4g	2.3g	1.4g
チョコレート	50g	265kcal	22.5g	3.9g	2.1g	17.3g	0g
チョコレートカカオ増量	50g	270kcal	15.1g	6.6g	3.2g	19.2g	0g
しょうゆ煎餅	50g	184kcal	41.7g	0.3g	3.2g	0.5g	0.7g
オレンジゼリー	70g	56kcal	13.7g	0.1g	1.3g	0.1	0.2g
カスタードプリン	70g	81kcal	9.8g	0g	3.7g	3.2g	0.1g

	品目	重量	エネルギー	糖質	食物繊維	たんぱく質	脂質	食塩相当量
間食編	アイスクリーム	80g	143kcal	18.5g	0.1g	3.1g	6.4g	0.2g
	シャーベット	80g	103kcal	23.0g	0g	0.7g	0.8g	0g
	シュークリーム	79g	146kcal	18.3g	0.2g	3.8g	7.0g	0.3g
	ショートケーキ	119g	355kcal	26.3g	0.5g	4.6g	26.5g	0.1g
	リンゴ	100g	56kcal	14.3g	1.9g	0.1g	0.1g	0g
	バナナ	100g	93kcal	21.4g	1.1g	0.7g	21.4g	0g
	キウイフルーツ	100g	51kcal	10.8g	2.6g	0.8g	0.2g	0g
	マンゴー	100g	68kcal	15.6g	1.3g	0.5g	0.1g	0g
	バナナチップス	45g	236kcal	26.0g	1.6g	0.8g	14.0g	0.002g
	ドライマンゴー	100g	339kcal	78.5g	6.4g	2.3g	0.3g	0g
	リンゴ濃縮還元ジュース	100ml	48kcal	11.8g	微量	0.1g	0.1g	0g
	リンゴストレートジュース	100ml	44kcal	12.1g	微量	0.2g	微量	0g
コンビニ編	おにぎり(昆布)	1個あたり	189kcal	40.6g	1.6g	3.7g	0.9g	1.2g
	おにぎり(紅鮭)	1個あたり	181kcal	35.9g	0.8g	5.0g	1.8g	1.2g
	メロンパン	1個あたり	338kcal	51.3g	1.2g	6.9g	11.4g	0.4g
	ソーセージパン	1個あたり	406kcal	30.8g	1.1g	11.1g	26.2g	1.9g
	海苔弁当	1個あたり	737kcal	111.7g	5.3g	20.2g	22.1g	3.4g
	そぼろ弁当	1個あたり	468kcal	81.0g	0.8g	19.0g	7.4g	3.0g
	ハンバーグ弁当	1個あたり	763kcal	98.5g	6.5g	31.5g	25.5g	4.3g
	竜田揚げ弁当	1個あたり	833kcal	94.7g	5.8g	35.4g	33.4g	5.8g
	フライドチキン	1個あたり	250kcal	14.2g	0.6g	14.1g	15.0g	1.7g
	肉まん	80g	218kcal	39.0g	2.1g	4.5g	4.2g	0g
	あんまん(こしあん)	80g	223kcal	38.4g	2.6g	4.6g	4.6g	0.1g
	あんまん(つぶあん)	80g	194kcal	32.2g	2.6g	7.0g	3.8g	1g
	乳酸菌飲料	100ml	69kcal	17.6g	0g	1.0g	0g	0g
	豆乳	100ml	44kcal	1.4g	0.9g	3.5g	2.7g	0g
	ほっけの塩焼き	1尾あたり	183kcal	0.1g	0g	18.5g	12.1g	1.0g
	赤魚の煮付け	1尾あたり	153kcal	9.3g	0.2g	20.5g	3.7g	1.6g
	サラダチキン	1個あたり	109kcal	0g	0.0g	24.0g	1.4g	1.3g
	あらびきソーセージ	1本あたり	201kcal	1.5g	0.1g	7.5g	18.2g	1.1g
	キムチ鍋	1杯あたり	265kcal	6.4g	8.1g	18.1g	16.7g	5.1g
	ポトフ	1杯あたり	94kcal	5.5g	3.6g	7.4g	3.9g	2.2g
	砂肝	70g	101kcal	0.9g	0.4g	20.4g	1.7g	2.1g
	中華炒め	1個あたり	257kcal	9.9g	5.0g	10.6g	18.3g	2.7g
	ゆで卵	1個あたり	65kcal	0.6g	0.1g	5.8g	4.3g	0.6g
	スモークタン	1袋あたり	142kcal	0.6g	0.3g	13.8g	9.3g	2.1g
	納豆	1パックあたり	95kcal	3.2g	3.5g	8.1g	4.7g	0.6g
	卯の花	1袋あたり	70kcal	4.0g	5.3g	2.9g	3.5g	0.7g
	豚汁	1杯あたり	147kcal	5.3g	3.2g	8.5g	9.5g	2.5g
	豚しゃぶサラダ	1個あたり	171kcal	1.8g	2.0g	23.0g	7.5g	1.8g
	コールスロー	1袋あたり	45kcal	7.4g	2.7g	1.9g	0.3g	0.1g
	ほうれん草の胡麻和え	1個あたり	146kcal	5.8g	4.7g	6.4g	9.8g	1.5g
	ナムル	1個あたり	102kcal	1.9g	3.0g	4.2g	8.0g	1.6g
	めかぶ	1パックあたり	11kcal	1.3g	0.8g	0.5g	0.2g	0.7g
	野菜スティック	1パックあたり	145kcal	6.6g	3.8g	2.2g	11.4g	1.5g
	きんぴらごぼう	1袋あたり	98kcal	11.6g	3.0g	2.2g	4.1g	1.0g
	白和え	1パックあたり	94kcal	6.8g	3.9g	2.9g	5.3g	1.3g
	チーズ	1個あたり	54kcal	0.3g	0.1g	3.3g	4.4g	0.4g
	いか焼	1袋あたり	152kcal	2.8g	0.2g	16.6g	8.2g	1.8g

- ”アレルギー・栄養成分・原産国”. やよい軒. https://www.yayoiken.com/menu_list/info/9,（2023-10-17 更新）
- ” すき家メニュー 栄養成分一覧表”. すき家. https://images.zensho.co.jp/materials/sukiya/allergen/nutrition.pdf,（2024-02-01 更新）
- ”データ一覧表”. マクドナルド. https://www.mcdonalds.co.jp/quality/allergy_Nutrition/nutrient/,（2024-01-30 更新）
- カロリーSlism（https://calorie.slism.jp/）
- 亀田製菓株式会社（https://www.kamedaseika.co.jp/product/1025/）
- 共立食品株式会社（https://www.kyoritsu-foods.co.jp/product/1390/）
- ローソン公式サイト（https://www.lawson.co.jp/index.html）
- セブンイレブン～安くて便利（https://www.sej.co.jp/index.html）

【コラム】
- Imai, Saeko et al. “Divided consumption of late-night-dinner improves glycemic excursions in patients with type 2 diabetes: A randomized cross-over clinical trial.” Diabetes research and clinical practice vol. 129 (2017): 206-212. doi:10.1016/ j.diabres.2017.05.010.
- Kiriyama, Kohei et al. “Skipping breakfast regimen induces an increase in body weight and a decrease in muscle weight with a shifted circadian rhythm in peripheral tissues of mice.” The British journal of nutrition vol. 128,12 (2022): 2308-2319. doi:10.1017/S0007114522000356.
- Jenkins, DJ et al. “Slow release dietary carbohydrate improves second meal tolerance.” The American journal of clinical nutrition vol. 35,6 (1982): 1339-46. doi:10.1093/ajcn/35.6.1339.
- “ 糖尿病の運動のはなし”. 糖尿病医療センター. 2016-6-8.
- Colberg, Sheri R et al. “Physical Activity/Exercise and Diabetes: A Position Statement of the American Diabetes Association.” Diabetes care vol. 39,11 (2016): 2065-2079. doi:10.2337/dc16-1728.
- 猿倉薫子. ”間食のエネルギー（カロリー）”. e-ヘルスネット厚生労働省. 2019-6-14, https://www.e-healthnet.mhlw.go.jp/information/food/e-03-013.html,（2023-12-18閲覧）
- 今井佐恵子, 梶山静夫. “ 食事の質と量だけでなく食べ方と食べる時刻も血糖指標に影響を与える”. 食物学会誌. 74, 1-9, 2019. http://repo.kyoto-wu.ac.jp/dspace/handle/11173/2947,（2023-12-18 閲覧）
- 櫻井勝. “ 摂取栄養素と高血糖 5.人工甘味料と糖代謝”. 日本糖尿病学会誌. 59 (1).
- ” 砂糖以外の甘味料について”. 独立行政法人農畜産業振興機構ホームページ. 2010-3-6.
- Steinert RE, Frey F, Topfer A, et al. “Effects of carbohydrate sugars and artificial sweeteners on appetite and the secretion of gastrointestinal satiety peptides”. British Journal of Nutrition. 2011, 105, pp.1320-1328.
- Pepino MY, Bourne C. “Non-nutritive sweeteners, energy balance, and glucose homeostasis”. Current Opinion in Clinical Nutrition & Metabolic Care. 2011, 14, pp.391-395.
- ” 喫煙と糖尿病”. e- ヘルスネット. https://www.e-healthnet.mhlw.go.jp/information/food/e-03-013.html, (2024-02-01 閲覧).
- 東京都保健医療局健康安全部食品監視課「栄養成分表示ハンドブック～ 食品表示基準に基づく栄養成分表示の方法等～」令和5 年10 月発行.

参考文献一覧

【知識編】
- ”Dietary carbohydrate and fat intakes and risk of mortality in the Japanese population: the Japan Multi-Institutional Collaborative Cohort Study”. Journal of Nutrition. 2023-6-2. https://www.sciencedirect.com/science/article/abs/pii/S0022316623721986?via%3Dihub,（2023-12-11 閲覧）
- 古賀克彦. 食事の摂取順序による血糖値への影響. 長崎女子短期大学紀要. 2016, (40).
- 矢部大介. 桑田仁司. 清野裕. 摂取栄養素と高血糖 4. 食後血糖と栄養素摂取の順番. 日本糖尿病学会誌. 59 (1).
- アメリカ糖尿病協会. 池田義雄監訳ほか. 糖尿病教室パーフェクトガイド. 医歯薬出版.
- 消費者庁　栄養成分表示及び栄養強調表示とは（食品表示基準）2020-4-1. https://www.caa.go.jp/policies/policy/food_labeling/nutrient_declearation/assets/food_labeling_cms206_20220531_02.pdf,（2023-12-18 閲覧）
- 厚生労働省. 日本人の食事摂取基準（2020 年版）. https://www.mhlw.go.jp/content/10904750/000586553.pdf,（2023-12-18 閲覧）
- 厚生労働省. 平成30 年『国民健康・栄養調査報告』. 2020-3.https://www.mhlw.go.jp/content/001066884.pdf,（2023-12-18 閲覧）

【本編】
- ”Glycemic Index”. シドニー大学 . https://glycemicindex.com/, (2024-1-16 閲覧）
- ”Host metabolic benefits of prebiotic exopolysaccharides produced by Leuconostoc mesenteroides”. Gut Microbes. 2023-1-5, https://www.tandfonline.com/doi/full/10.1080/19490976.2022.2161271,(2023-11-13 閲覧)
- “トランス脂肪酸に関する情報”. 農林水産省. 2023-8-8.
- 食品に含まれるトランス脂肪酸(内閣府食品安全委員会、食品健康影響評価）http://www.fsc.go.jp/sonota/trans_fat/iinkai422_trans-sibosan_hyoka.pdf,（2024-1-10 閲覧）
- ”Additive effects of green tea and coffee on all-cause mortality in patients with type 2 diabetes mellitus: the Fukuoka Diabetes Registry”. BMJ Open Diabetes Research & Care. 2020-10-21.
- ”「多目的コホート（JPHC コホート）」における糖尿病・メタボリックシンドロームの発症要因と実態分析に関する研究“. 厚生労働科学研究成果データベース (niph.go.jp). 2010.
- ” 食品に含まれるカフェインの過剰摂取についてQ ＆A ～カフェインの過剰摂取に注意しましょう～”. 厚生労働省. https://www.mhlw.go.jp/stf/seisakunitsuite/ bunya/0000170477.html,（2023-11-20 閲覧）
- ” カフェインの過剰摂取について”. 農林水産省(maff.go.jp). 2022-9-12, https://www.maff.go.jp/j/syouan/seisaku/risk_analysis/priority/hazard_chem/caffeine.html,（2023-11-20 閲覧）
- ”Butyrate-Producing Bacteria and Insulin Homeostasis: The Microbiome and Insulin Longitudinal Evaluation Study (MILES)”. Diabetes. 2022-8-12,https://diabetesjournals.org/diabetes/article/71/11/2438/147445/Butyrate-Producing-Bacteria-and-Insulin.（2023-12-04 閲覧）
- 遠藤美智子. 松岡孝. 食酢の食後血糖値上昇抑制効果. 日本糖尿病学会誌. 2011, 54(3).
- “ 糖尿病治療の食事レシピ”. 健康長寿ネット. 交易財団法人長寿科学振興財団 2019-2-1, https://www.tyojyu.or.jp/net/kenkoutyoju/eiyou-shippei/hint-tunyou.html.

◉著者プロフィール

Shie（しえ）

(株)ネクストエル取締役
管理栄養士
菓子・料理研究家

大学卒業後、大手食品メーカーに研究員として在籍し、商品やレシピの開発に従事。

2021年に独立。多くの資格や知識を活かし、商品・レシピ開発に加えて、コラム執筆、セミナー講師、料理・菓子教室の主宰、オーダーメイドスイーツの受注販売なども行う。

著書『やせる! 腸内環境の改善! 高血圧・糖尿病等の予防に! オートミール健康レシピ』(共著・扶桑社)はAmazonベストセラーに。

◉協力

北城 雅昭（医師、医療法人社団円徳 理事長）
風間 幸代（管理栄養士、糖尿病療養指導士）

我慢しない！太らない！
VS式 外食選択術

発行日　2024年4月15日　第1刷

定　価　本体1500円＋税
著　者　Shie
イラスト　蒼井すばる
発　行　株式会社 青月社
〒101-0032
東京都千代田区岩本町3-2-1 共同ビル8F
TEL 03-6679-3496　FAX 03-5833-8664

印刷・製本　株式会社ベクトル印刷

ISBN 978-4-8109-1352-1